始于三餐

血糖轻松降

梁振钰◎主编

黑龙江科学技术出版社
HEILONGJIANG SCIENCE AND TECHNOLOGY PRESS

图书在版编目（CIP）数据

血糖轻松降 / 梁振钰主编 . -- 哈尔滨：黑龙江
科学技术出版社，2019.5（2024.3 重印）
（始于三餐）
ISBN 978-7-5388-9902-3

Ⅰ . ①血… Ⅱ . ①梁… Ⅲ . ①糖尿病－防治 Ⅳ .
① R587.1

中国版本图书馆 CIP 数据核字 (2018) 第 270059 号

血糖轻松降
XUETANG QINGSONG JIANG

作　　者	梁振钰	
项目总监	薛方闻	
责任编辑	马远洋	
策　　划	深圳市金版文化发展股份有限公司	
出　　版	黑龙江科学技术出版社	
	地址：哈尔滨市南岗区公安街 70-2 号　　邮编：150007	
	电话：（0451）53642106　　传真：（0451）53642143	
	网址：www.lkcbs.cn	
发　　行	全国新华书店	
印　　刷	三河市兴博印务有限公司	
开　　本	723 mm × 1020 mm　　1/16	
印　　张	12	
字　　数	200 千字	
版　　次	2019 年 5 月第 1 版	
印　　次	2019 年 5 月第 1 次印刷　　2024 年 3 月第 3 次印刷	
书　　号	ISBN 978-7-5388-9902-3	
定　　价	39.80 元	

前言

糖尿病治疗的关键是维持血糖稳定，饮食是糖尿病患者控制血糖的重中之重。

《始于三餐：血糖轻松降》旨在帮助糖尿病患者解决"怎么吃"的问题。全书共分为五章：第一章为读者科学解读糖尿病，对糖尿病有所了解才能以乐观的心态面对它；第二章关注糖尿病饮食规则，指导读者将科学的饮食调控方法有效运用到生活中；第三章对生活中常见的60种有益降糖食材进行深度解析，帮助糖尿病患者选对食材；第四章推荐了每日带量食谱，帮助糖尿病患者合理计划一日三餐，让其在有效控制血糖的同时，享受到丰富多样的健康饮食；第五章介绍了糖尿病的10种常见并发症，结合其病症特点给出科学合理的饮食疗法。书中为读者推荐有72道降糖食谱，每道食谱均附有详细的制作步骤及能量计算，以便读者在合理控制总热量的前提下，多样选择。部分食谱还带有二维码，读者只需轻松一扫便能观看做菜视频。

如果能坚持科学合理的饮食习惯，糖尿病患者的血糖水平就能稳定在一个较为理想的状态。希望这本《始于三餐：血糖轻松降》能为广大糖尿病患者及其家属带来切实可行的帮助，帮助糖尿病患者科学地调理饮食，远离糖尿病带来的"甜蜜枷锁"。

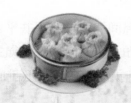

目录 Contents

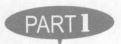
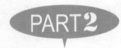
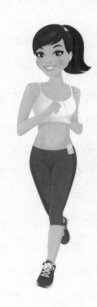

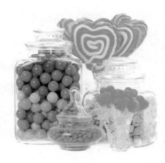

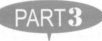 **精心挑选优质食材**

——食材大作战，为降糖助力

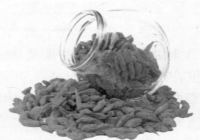

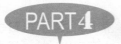

PART 4 每日带量食谱推荐
——精打细算，合理计划一日三餐

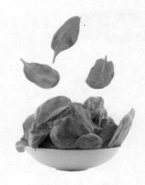

PART5　常见糖尿病并发症
——对症饮食，让降糖更有效

PART 1

糖尿病知多少

——专家为您解读糖尿病，分析
健康状况

本章针对糖尿病的症状、类型、自我监测等做了详细解读。当你了解后就会发现糖尿病并没有那么可怕，只要你能掌握科学的饮食疗法，保持乐观的心态，并持之以恒，就能有效稳定血糖。

认识糖尿病

尽管糖尿病的患病人数在攀升，但是多数人对糖尿病的认识，或多或少存在一些盲区。那么，糖尿病到底是怎么回事？又该如何预防呢？

什么是糖尿病

中医称糖尿病为消渴症，具有口渴、多饮、多尿、多食等临床特征，后期患者往往表现为疲乏、消瘦。现代医学认为，糖尿病是由遗传因素和环境因素长期共同作用而导致的一种慢性、全身性的代谢性疾病。其主要特点是人体内糖类、脂肪、蛋白质三大产热营养素代谢紊乱，主要表现是血液中葡萄糖含量过高。糖尿病严重时会引发水、电解质与酸碱平衡紊乱，引起糖尿病的急性并发症。如果这种病情长期得不到有效控制，还会导致脑、心脏、神经、眼和肾脏等重要器官的并发症，甚至导致残疾或死亡。

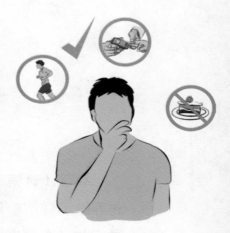

糖尿病的症状

·典型症状·

糖尿病的典型症状为"三多一少"，即多食、多饮、多尿和体重减少。

△多食：糖分丢失，热量不足以维持身体的基本需求，导致食量大增。高血糖也会刺激胰腺分泌胰高血糖素，让人产生饥饿感，使食欲亢进，食量增加。

△多饮：排尿量增加，体内水分缺失，易引起口渴，饮水量和饮水次数也随之增多。

△多尿：血糖过高，经肾小球滤出的葡萄糖不能完全被肾小管吸收，便会出现渗透性利尿。血糖越高，尿糖排泄越多，尿量越多，形成恶性循环。有的糖尿病患者一日尿量可达 5000 ~ 10000 毫升，排尿次数可达 20 余次。

△体重减少：由于胰岛素分泌不足，糖分不能被充分吸收，于是需要分解脂肪和蛋白质来补充热量，导致糖尿病患者体内脂肪和蛋白质被大量消耗，进而出现体重减轻、身形消瘦的情况。

△疲乏无力：经常感到全身乏力，精神萎靡，抵抗力下降。

△四肢麻木：手脚麻痹及发抖，手指活动不灵或有阵痛感，剧烈脚痛或走路时疼痛难忍等。

△皮肤瘙痒：糖尿病引起的皮肤瘙痒，往往使人难以入睡，特别是女性阴部的瘙痒更为严重。

△腹泻和便秘交替：出现顽固性的腹泻与便秘，或腹泻与便秘交替出现，且腹泻使用抗生素治疗无效。

△易感染或感染经久不愈：皮肤、口腔、肺脏、尿路、阴道等器官易发生感染，而且长时间不愈，治疗效果不佳。

△视力障碍：视力逐渐下降、视物模糊，甚至失明。

△其他：可能出现排尿困难、术后伤口不愈合、低血糖、半身出汗或大汗等症状。

糖尿病临床表现常不典型，各种各样，只有对此有足够的认识，才不致漏诊、误诊。临床征象怀疑糖尿病后，就应常规检查尿糖、空腹及餐后2小时血糖，若尿糖呈阴性、空腹血糖正常，还须做葡萄糖耐量试验方能下结论。

糖尿病的分型

糖尿病主要分为1型糖尿病、2型糖尿病、妊娠糖尿病及其他特殊类型糖尿病。

· 1型糖尿病多发生于青少年 ·

1型糖尿病主要是由于胰岛B细胞受到细胞介导的自身免疫性破坏，自身不能合成和分泌胰岛素。起病时血清中可存在多种自身抗体。1型糖尿病发病时糖尿病症状较明显，容易发生酮症，需依靠外源胰岛素存活，一旦中止胰岛素治疗则威胁生命。在接受胰岛素治疗后，胰岛B细胞功能改善，B细胞数量也有所增加，临床症状好转，可以减少胰岛素的用量，这就是所谓的蜜月期，可持续数月。此后，病情进展，仍然要靠外援胰岛素控制血糖水平和遏制酮体生成。

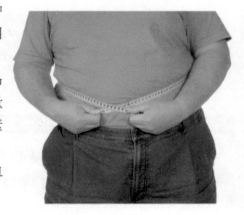

2 型糖尿病多由饮食不均衡、体力活动不足及年龄增长等原因引起，以体重超重或肥胖的中老年人居多。患者往往起病缓慢，症状较轻或者不典型，常在体检或发生并发症时才被诊断出早已患有糖尿病。

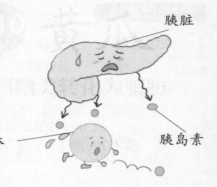

胰脏

胰岛素受体

胰岛素

· 妊娠糖尿病部分会随着妊娠的结束而消失 ·

妊娠妇女妊娠前未发现糖尿病，在妊娠期，通常在妊娠中期或后期才发现的糖尿病，称为妊娠糖尿病。妊娠前已有糖尿病的，是糖尿病患者妊娠期，称为糖尿病妊娠。妊娠糖尿病的发病原因主要是在妊娠中期以后，尤其是妊娠后期，胎盘分泌多种对抗胰岛素的激素，如胎盘催乳素等，而靶细胞膜上胰岛素受体数量减少，致使血糖控制异常。患者在怀孕期间，需要接受使体内血糖尽量达到正常标准的治疗，以免使胎儿发生并发症。

不同时期血糖升高对胎儿的影响

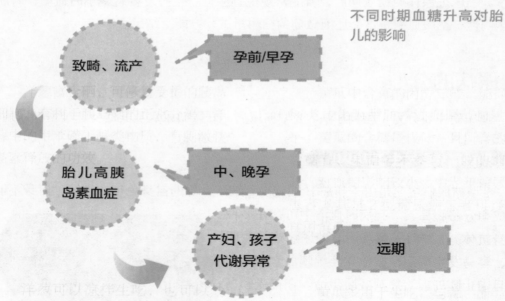

致畸、流产

孕前/早孕

胎儿高胰岛素血症

中、晚孕

产妇、孩子代谢异常

远期

· 其他特殊类型糖尿病需找出病因 ·

其他类型引起的糖尿病，是可以找到病因的。比如胰腺疾病造成的胰岛素合成障碍，或其他内分泌的原因引起胰高血糖素的激素分泌太多等。在控制血糖的同时，积极治疗原发病是很有必要的。

糖尿病的危害

人体的血糖水平只有稳定在一定范围之内，才能保证各脏器功能正常运行，一旦糖代谢发生紊乱，就会引起脂肪、蛋白质及电解质的代谢紊乱，诱发多种疾病，甚至可能危及生命。

脂肪代谢紊乱

血液中糖分浓度超过肾糖阈时，部分葡萄糖未经肾小管吸收，便会随尿液的排泄而流失，机体就开始动用脂肪供给热量。然而，当机体缺乏胰岛素或对胰岛素不敏感时，又会引起脂肪代谢紊乱，脂肪组织大量分解，随之产生的酮体在体内堆积，可使血酮体升高，造成酮血症，甚至引起酮症酸中毒及昏迷。

抵抗力下降，易感染其他病症

人体抵抗疾病的抗体主要由蛋白质合成。糖代谢紊乱时，肌肉和肝脏的蛋白质合成减少，而分解增加，蛋白质代谢呈负氮平衡状态，因此，形成的抗体减少，抵抗力降低，糖尿病患者就易感染肺结核、皮肤坏疽、毛囊炎及真菌性阴道炎等疾病。

电解质紊乱，可能危及生命

糖尿病患者长期处于高血糖状态可增加渗透压，使大量水、钠、钾、镁等电解质从尿中排出，引起患者体内水及电解质代谢紊乱。当血糖过高时，还可引起高渗性昏迷、酮症酸中毒昏迷、乳酸性酸中毒昏迷等，如果抢救不及时还可能导致死亡。

引发血管、神经并发症

糖尿病患者血糖持续偏高还可导致毛细血管基底膜糖蛋白合成增加，基底膜增厚，血管内皮细胞增生，周围细胞蜕变，管壁薄弱，加上脱水、血液黏度增加，可诱发视网膜病变、肾病和心脏病等并发症，还可能导致冠心病、动脉粥样硬化及脑血管病变等。

病情加重，影响正常生活

长期高血糖状态会使胰岛细胞不断受刺激，从而加重胰岛细胞的负担，使胰岛功能衰竭，病情进一步加重，给患者及家属的正常生活造成不良影响。

诊断糖尿病的主要依据——血糖

糖类是人体主要的供能物质之一，适当的血糖浓度对维持机体正常生理活动，特别是维持脑及神经系统的功能十分重要。血糖实际上是糖在体内的运输方式，其浓度是与之有关的各代谢过程的动态平衡结果，血糖过高则转化为肝糖原、肌糖原并可进一步转化为脂肪贮存，血糖过低则糖原、脂肪又转化为糖进入血液，以此来维持机体的血糖平衡。此外，乳酸、甘油等非糖物质经过各种复杂的氧化还原反应也可转化为葡萄糖，为机体平衡血糖做出贡献。

血糖的数值可以用来诊断糖尿病。目前，常用的诊断标准有世界卫生组织1999年标准和美国糖尿病学会2003年标准。

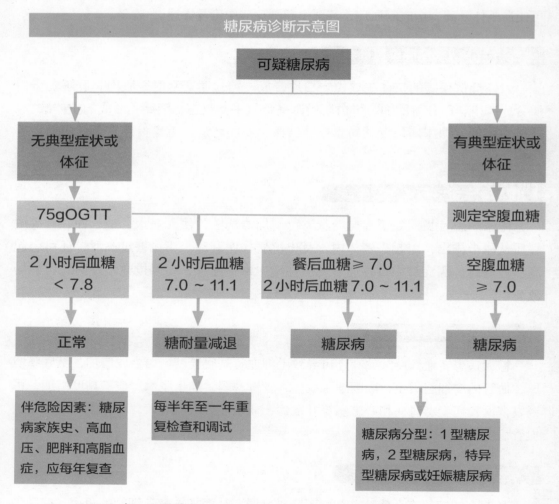

糖尿病诊断示意图

注：血糖值单位为毫摩尔／升；OGTT为口服葡萄糖耐量试验，是一种葡萄糖负荷试验。

防治糖尿病的五架马车

糖尿病是一种慢性全身性疾病，一旦患上很难根治，但通过多种治疗手段可以控制病情。

·第一架：教育心理·

为了控制好血糖，糖尿病患者需要通过书籍、报刊、电视、讲座等途径，多多了解糖尿病的相关知识，科学评估自己的健康状况，并制定出合理的治疗方案。同时，要树立战胜疾病的信心，做到乐观、开朗、豁达，以良好的精神状态战胜糖尿病。

·第二架：饮食治疗·

糖尿病患者不仅要控制主食，还要控制副食和零食，控制总热量；少食多餐，细嚼慢咽；多吃粗粮和蔬菜；戒烟、少饮酒。肥胖者更要严格限制热量和脂肪的摄入，调整每日食谱，减轻体重。

·第三架：运动治疗·

每天进行适当的体育锻炼，尤其是有氧运动，如慢跑、散步等，只要能坚持下去，都可以有效地改善胰岛素抵抗和控制血糖水平。

·第四架：药物治疗·

一旦确诊为糖尿病，单纯靠饮食及运动治疗不能使血糖维持正常水平时，可遵医嘱口服降糖药或注射胰岛素，并根据需要，服用降血压、调血脂的药物。一般口服降糖药适用于2型糖尿病患者，注射胰岛素适用于1型糖尿病患者和特殊的2型糖尿病患者（口服降糖药无法获得理想的控糖效果的患者）。

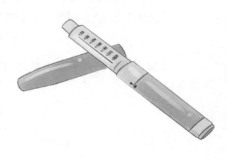

·第五架：病情监测·

糖尿病患者应定期检查血糖、血压、血脂、血液黏稠度、体重，以及血、尿等各项指标，定期做心电图及眼底检查，以避免并发症的发生。

自我监测不可少

自我血糖监测指的是糖尿病患者在家中开展血糖检测，用于了解血糖的控制水平和波动情况，是调整血糖的重要措施，也是减少低血糖风险的重要手段。

准确自测血糖值的方法

如果自我测量不得当，可能对治疗方案的调整有误导作用。为了保证自测血糖数据准确，糖尿病患者应该认真做好以下几点，正确掌握测量方法。

Step1

注意血糖仪的各种提示信号，并保证操作前有充足的电量。然后调整好血糖仪代码，使之与试纸代码相同。

Step2

用温水或中性肥皂水洗净双手，反复揉搓准备采血的手指，直至血量丰富。然后用 75% 的酒精消毒指腹。

Step3

待酒精挥发完，用针刺指腹，将一滴饱满的血吸入试纸的吸血槽中，再将试纸插入血糖仪中等待结果即可。注意不要追加吸血，以免测试结果不准确。

温馨提示：有的血糖仪是先将试纸插入血糖仪中，再将血滴在试纸上，因此使用时须仔细阅读使用说明。

自测血糖注意事项

△有些血糖仪要在测试前调整血糖仪显示的代码，与试纸盒的代码相一致。

△取血部位酒精消毒后，须等酒精挥发后再采血，以避免酒精与试纸条上的物质发生化学反应，导致血糖检测值不准确。

△采血量必须能够完全覆盖试纸的整个测试区。血量不足会导致检测失败或测值偏低；如血量太多溢出测试区，不仅会污染仪器，还会引起检测结果误差。

△应尽快检查，以保证血糖检测的质量。

患者血糖的自测频率

糖尿病患者的自测频率取决于患者的病情和治疗方案，清楚自己的测血糖频率，可以帮助患者自觉地遵守饮食、运动以及药物治疗方案，从而更好地控制血糖。

初发病或需调整口服降糖药的患者

每周至少测 4 次，每次最好选三餐前空腹、三餐后 2 小时和睡前等时间点。

病情稳定者

每月测 6~8 次。如果遇上感冒发热等情况时，应该增加监测次数，每天测三四次。

血糖波动大、病情不稳定者

每天监测 4 ~ 7 次或根据治疗需要监测，直到血糖得到控制。包括三餐前空腹、三餐后 2 小时和睡前 7 个时间点，必要时加测凌晨 2 点时的血糖值。

药物治疗者

每周监测 2 ~ 4 次空腹或餐后 2 小时血糖，或在就诊前一周内连续监测 3 天，每天选三餐前空腹、三餐后 2 小时和睡前 7 个时间点测量。

不用药物仅饮食、运动干预者

建议每周测 5 ~ 7 次血糖，每次选三餐前空腹、三餐后 2 小时和睡前等时间点，并通过测量结果来调整饮食和运动。

不同时间点监测血糖值的意义

空腹血糖

从前一天晚上10点起禁食、禁水，至次日清早6~8点未进餐时进行测量。

这个时间段的血糖值一方面体现胰岛B细胞的残存功能即控制夜间基础血糖和凌晨升高血糖的能力；另一方面体现降糖药的远期疗效。如果此时间段血糖高出正常范围，说明残存的胰岛B细胞功能和降糖药的远期疗效均较差。

· 餐后 2 小时血糖 ·

从进食第一口食物开始计时 2 小时进行测量；进行口
服葡萄糖耐量试验时从喝第一口葡萄糖水开始计时 2 小时
测量。

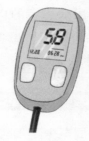

餐后 2 小时血糖可以反映胰岛素分泌能力、饮食和药
物治疗的情况。糖尿病早期患者中，70% ~ 80% 都是先
有餐后血糖高，随后才开始空腹血糖高。这是胰岛素抵抗
的现象以及进食后早期胰岛素分泌不足，胰岛素分泌高峰随之后延导致的。

· 餐前血糖 ·

在午餐和晚餐前进行测量。

餐前血糖能反映胰岛 B 细胞分泌功能的持续性和降糖药的远期疗效。检测餐前
血糖可指导患者调整摄入的食物总量和餐前注射胰岛素的剂量。

· 睡前血糖 ·

夜间临睡前进行测量。

睡前血糖可反映胰岛 B 细胞对进食晚餐后血糖的控制能力，也是指导夜间用药
或注射胰岛素剂量的依据。积极检测睡前血糖，有助于指导糖尿病患者夜间加餐，
预防夜间低血糖。

· 夜间血糖 ·

根据治疗方案选择测定时间，一般是午夜 0 点~凌晨 3 点进行检测。

正常情况下，夜间应当是一天中血糖最低、最平稳的时候。检测夜间血糖主要
用于判断夜间是否有低血糖、是否需要调整治疗以及了解空腹高血糖的原因。空腹
血糖高时，夜间血糖小于 4.5 毫摩尔 / 升提示可能是由于夜间低血糖引起的空腹高
血糖；夜间血糖大于 5.5 毫摩尔 / 升，空腹血糖高可能是黎明现象。

· 随机血糖 ·

指任意时间点测得的血糖。

一些特殊情况，如进食的数量和种类、饮酒、劳累、剧烈运动、生病、情绪变化、
月经期等都会引起血糖的明显波动。检测随机血糖，可以了解机体在特殊情况下的

血糖变化。同时，如果有"三多一少"的症状，"随机血糖"大于 11.1 毫摩尔 / 升，则可诊断为糖尿病。

体重、血压莫忽视

糖尿病患者应该定期自测体重、血压以及腰围和臀围，至少每月一次。因为高血压会加快糖尿病并发症的发生，或者使并发症程度加重，所以，患者必须严格控制血压，正常血压值应不超过 120/80 毫米汞柱。

糖尿病属于代谢异常性疾病，代谢异常会影响人的胖瘦。在某种程度上，患者体重的变化反映病情的变化，只要患者的实际体重在标准体重的 ±20% 范围内都属于正常。

糖尿病患者的腰围越大，并发心脑血管疾病的风险越大，因此，定期测量腰围也是患者必不可少的"功课"。男性患者的腰围应控制在 90 厘米以内，女性患者的腰围应控制在 80 厘米以内。

给自己建个小档案

开始测血糖了！

日期	测量时间	数值	吃药 / 打胰岛素分量

PART 2

糖尿病饮食规则

——关注饮食，摆脱"甜蜜枷锁"

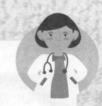

　　本章介绍了糖尿病患者的日常饮食安排法则以及实用的饮食技巧。让读者学会更好地安排日常饮食，达到既可享受美食，还能吃出营养和健康的目标。

糖尿病患者日常饮食安排法则

日常饮食关乎人体健康，对于糖尿病患者来说，更是如此。下面介绍的日常饮食安排法则，对于控制血糖有所帮助。

控制饮食是糖尿病治疗的关键

饮食治疗是糖尿病治疗的基础，不管属于哪种糖尿病类型，也不论病情轻重，都需要控制饮食。糖尿病饮食治疗的九大法则如下：

· 法则一：合理控制每日总热量，维持理想体重 ·

控制总热量是糖尿病饮食治疗的首要原则。各类型糖尿病人群应根据自身情况制定相应的热量摄入标准，本着所摄入的热量稍低于日常活动所需热量的标准，严格控制热量的摄入。儿童、青少年、孕产妇、老年人、特殊职业者及有并发症的糖尿病患者，应根据具体情况调整热量摄入标准。

· 法则二：坚持少食多餐，定时、定量、定餐 ·

少食多餐、定时定量是糖尿病的饮食治疗原则之一，尤其适用于消化功能比较差的患者。对于病情较轻的患者，要保证一日至少进食三餐，而且要定时、定量。注射胰岛素的患者或者易出现低血糖的患者还应在三次正餐之间添加一两次加餐，即在不超过全天总热量的情况下，从正餐中匀出一部分作为加餐。

· 法则三：不偏食、不挑食，均衡摄入营养素 ·

全面、均衡、适量是平衡膳食的核心内容。这就要求糖尿病患者每天摄入的饮食要多样化，而且要合理搭配、适量摄入，做到不偏食、不挑食。

· 法则四：选择富含优质蛋白质的食物 ·

蛋白质是生命活动的物质基础，对人体的生长发育、组织修复、细胞更新及机体的正常代谢方面起着重要作用。糖尿病患者膳食中蛋白质的供给应充足，建议蛋白质的摄入量占总热量的15%，并尽量选择富含优质蛋白质的食物，如瘦肉、淡水鱼、鸡蛋等。

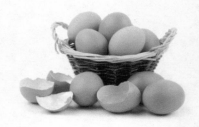

法则五：维持高膳食纤维、高维生素饮食

膳食纤维可延长食物在肠胃内的停留时间，降低葡萄糖的吸收速度，避免餐后血糖急剧上升，还可增进胰岛素与受体的结合，改善外周胰岛素的敏感性，有利于糖尿病病情的改善。膳食纤维一般存在于蔬菜水果、谷类、未加工的麸质、全麦制品、海藻类、豆类、根茎类等食物中。

糖尿病患者适当补充维生素，不仅能维持营养均衡，还有助于稳定血糖。新鲜的蔬果中维生素 C 含量较高，而粗粮、豆类、谷类中含有的 B 族维生素较多。

法则六：限制或戒断单糖及双糖食物

糖类按照分子结构可分为单糖、双糖和多糖，它们的营养价值基本相同，只是被人体吸收的速度有所差异，通常单糖和双糖比多糖更易被人体所吸收。若糖尿病患者进食含有单糖和双糖的食物，会导致胰岛组织功能进一步减弱，加重病情。因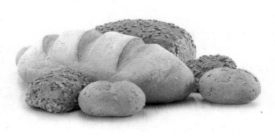此，要减少或限制单糖、双糖的摄入，可尽量用人工甜味剂替代糖制品。除此之外，还应注意隐藏在面包、点心、饼干、水果罐头、巧克力和某些含糖量很高的水果中的蔗糖。

法则七：限制脂肪及胆固醇的摄入量

脂肪产生的热量是糖类和蛋白质的 2 倍以上，糖尿病患者应该控制脂肪的摄入量，尤其是肥胖型糖尿病患者。但是，脂肪也并非越少越好，糖尿病患者每日脂肪的摄入量可占总热量的 20% ～ 30%，即每日 40 ～ 60 克。血糖控制不好极易使血清胆固醇升高，所以，在饮食中还应限制胆固醇的摄入量，以防糖尿病血管并发症。

法则八：减少食盐的摄入

医学研究表明，盐具有增强淀粉酶活性，促进淀粉消化，以及促进小肠吸收游离葡萄糖的作用，可引起血糖浓度增高从而加重病情。因此，糖尿病患者不宜多吃盐，每天摄取盐的分量要控制好。

喝水对治疗糖尿病至关重要。糖尿病患者不要因为怕多排尿而限制饮水，也不要等到口渴了才去喝水。应和普通人一样，每天要喝 1600 ～ 2000 毫升的水；饮水以白开水、矿泉水为佳，不宜饮用含糖量过高的饮品；睡前半小时内最好不要大量饮水，以避免夜间多尿，影响睡眠；饭后也不宜喝水，否则会加重肠胃的负担。

糖尿病患者最好不要饮酒。酒精热量高，大量饮酒往往会影响正常进食，使饮食疗法不能很好地执行，从而引起血糖波动。长期饮酒还会引起血脂升高、动脉硬化、脂肪肝等问题。若是并发心血管疾病、脂肪肝、胰腺炎、高血压、神经系统疾病等的患者，更应该严格限制饮酒。

计算每日所需的总热量

劳动强度是计算热量的一个重要依据，劳动强度不同，热量的消耗和需求也不同。另外，糖尿病病人每日所需的热量与其身高、体重、年龄等因素也密切相关。一般，计算每日所需的总热量主要包括以下三步：

Step1

判断自己的体型和劳动强度。体型主要依据体质指数进行判断，计算公式如下：体质指数（BMI）＝体重（千克）÷[身高（米）]^2。劳动强度包括轻体力、中等体力和重体力三种。

Step2

判断每日每千克体重所需的热量。

Step3

计算每日所需总热量。每日所需的总热量（千焦）＝标准体重（千克）× 每日每千克体重所需的热量（千焦）。

中国成人 BMI 标准表

体型	肥胖 1 级	肥胖 2 级	肥胖 3 级	超重	正常	低体重
BMI 值	≥ 40	35.0 ～ 39.9	30.0 ～ 34.9	25.0 ～ 29.9	18.5 ～ 24.9	<18.5

不同劳动强度所需热量参考表（单位：千焦/每千克标准体重）

体型 劳动强度	低体重	正常	超重
轻体力劳动	147	126	84 ~ 105
中等体力劳动	167	147	126
重体力劳动	167 ~ 188	167	147

劳动强度分级参考表

劳动强度	劳动强度举例
轻体力劳动	以坐着、站着或少量走动为主的工作，如文员、教师、售货员
中等体力劳动	学生、司机、电工、外科医生等
重体力劳动	非机械化农业劳动人员，如农民、建筑工、舞蹈演员、运动员

·具体案例分析·

为了便于读者更好地掌握和理解，我们以一名 39 岁的男性患者为例，介绍如何计算出他每日所需的热量以及怎样为其安排日常的饮食。例：甄先生，患糖尿病 3 年，身高 172 厘米，体重 80 千克，是一名外科医生。

理想体重 =175 - 105=70（千克）

BMI=80÷（1.75）^{2} ≈ 26.1，根据中国成人 BMI 标准表得知，甄先生属于超重体型。

甄先生为外科医生，根据"劳动强度分级参考表"得知甄先生属于中等体力劳动。

查看"不同劳动强度所需热量参考表"得到甄先生的所需热量系数为126千焦/每千克标准体重，总热量=126×70=8820（千焦）。

确定主、副食量

主食是人体每日所需热量的主要来源，糖尿病病人食用适量主食不仅能补充机体所需的多种营养，维持正常的生理需求，还可以减弱餐后血糖的上升。糖尿病病人每日摄取主食量与每日所需总热量相关，通常，糖尿病病人每日的主食量为200～350克，最低每日100克。

糖尿病病人每日所需的总热量与主食量对应表										
每日所需的总热量/千焦	5023	5442	5860	6279	6698	7116	7535	7953	8372	8791	9209
主食量/克	150	175	200	225	250	275	300	325	350	375	400

主食与副食合理搭配食用，有助于维持身体健康。糖尿病病人由于情况特殊，食用每种副食的量与正常人也会有所差异，例如，水果含糖量较高，正常人每日的摄入量为200～400克，而糖尿病病人则应该控制在200克以下。糖尿病病人每种副食的食用量可参看下表。

糖尿病病人每日副食品种及推荐用量表	
副食品种	**推荐用量**
蔬菜	500克
瘦肉	100～150克
蛋类	1个鸡蛋（以1周3～5个为好）或2个蛋清
豆类及其制品	50～100克
奶及奶制品	250克
水果	<200克（在病情稳定的情况下）
油脂	<20克

了解食物交换份法

所谓食物交换份法，就是根据食物的性质、来源将食物分为谷薯、蔬菜、水果、肉蛋、豆类、奶制品、坚果及油脂八大类，然后确定一个交换单位。这个交换单位所含的热量约为376千焦（约90千卡），在计算出各类食物在这个交换单位内的大致质量后，糖尿病病人就可以在每日所需总热量范围内自由交换了。此方法简便易行，是目前国内外普遍采用的食谱编制法，对保持均衡膳食有重要意义，非常适合糖尿病患者使用。

食物交换份表

组别	类别	每份质量	热量	蛋白质	脂肪	糖类
谷薯	谷薯类	25 克	376 千焦	2 克	–	20 克
果蔬	蔬菜类	500 克	376 千焦	5 克	–	17 克
	水果类	200 克	376 千焦	1 克	–	21 克
肉蛋	肉蛋类	50 克	376 千焦	9 克	6 克	–
	豆类	25 克	376 千焦	9 克	4 克	4 克
	奶制品类	160 克	376 千焦	5 克	6 克	–
油脂	坚果类	15 克	376 千焦	4 克	7 克	2 克
	油脂类	10 克	376 千焦	–	10 克	

等值谷薯类食物交换表

食品	质量/克	食品	质量/克
大米、小米、薏米	25	干粉条、干莲子	25
高粱米、玉米渣	25	油条、油饼、苏打饼干	25
面粉、玉米面	25	烧饼、烙饼、馒头	35
混合面、通心粉	25	咸面包、窝窝头	35
燕麦片、莜麦面	25	生面条、魔芋生面条	35
荞麦面、苦荞面	25	土豆	100
各种挂面、龙须面	25	湿粉皮	150
绿豆、红豆、芸豆、干豌豆	25	鲜玉米（1个，带棒心）	200

等值奶类交换表

食品	质量/克	食品	质量/克
奶粉	20	无糖酸奶	130
脱脂奶粉	25	牛奶	160
乳酪	25	羊奶	160

等值水果类交换表

食品	质量/克	食品	质量/克
柿子、香蕉、鲜荔枝	150	李子、杏	200
梨、桃、苹果	200	葡萄	200
橘子、橙子、柚子	200	草莓	300
猕猴桃	200	西瓜	500

等值蔬菜类交换表

食品	质量/克	食品	质量/克
毛豆、鲜豌豆	70	绿豆芽、鲜蘑、水浸海带	500
慈姑、芋头	100	空心菜、苋菜、芥菜	500
山药、马蹄、莲藕	150	黄瓜、茄子、丝瓜	500
胡萝卜	200	西葫芦、西红柿、冬瓜、苦瓜	500
豇豆、扁豆、洋葱、蒜苗	250	芹菜、紫甘蓝、莴苣	500
南瓜、花菜	350	韭菜、茴香、茼蒿	500
白萝卜、青椒、茭白、冬笋	400	大白菜、卷心菜、菠菜	500
绿豆、红豆、芸豆、干豌豆	25	鲜玉米（1个，带棒心）	500

等值豆类交换表

食品	质量/克	食品	质量/克
腐竹	20	豆腐丝、豆腐干	50
黄豆	25	北豆腐	100
黄豆粉	25	嫩豆腐	150
油豆腐	30	豆浆（水、豆比例为8∶1）	400

等值鱼肉蛋类交换表

食品	质量/克	食品	质量/克
熟火腿、香肠	20	鹌鹑蛋（6个，带壳）	60
半肥半瘦猪肉	25	鸡蛋清	150
熟叉烧肉（无糖）、午餐肉	35	草鱼、鲤鱼、鲫鱼	80
熟酱牛肉、熟酱鸭	35	甲鱼、鳝鱼	80
瘦猪肉、排骨、牛肉、羊肉	50	带鱼、大黄鱼、比目鱼	80
鸭肉、鸡肉、鹅肉	50	对虾、青虾、鲜贝	80
兔肉	100	蟹肉	100
鸡蛋（1个，带壳）	60	水浸鱿鱼	100
鸭蛋、皮蛋（1个，带壳）	60	水浸海参	350

等值油脂类交换表

食品	质量/克	食品	质量/克
花生油、芝麻油	10	核桃	15
菜籽油、橄榄油	10	杏仁	15

安排一日饮食

为了减轻胰腺负担，糖尿病患者一日至少要保证三餐。那么如何根据计算出的每日所需热量合理地分配一日三餐呢？

· 分配一日三餐的热量 ·

一般，可按早、中、晚餐各 1/3 的比例分配每日所需总热量，或按早餐 1/5，中餐和晚餐各 2/5 的热量进行分配。这个比例也并不是绝对的，有时候根据身体需要会在早餐摄入较多的食物，而晚上活动较少则应减少进食量。无论一日三餐的热量如何分配，都要在控制总热量的前提下进行。

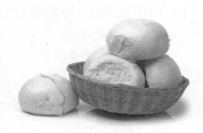

· 安排不同热量需求的糖尿病病人一日饮食内容 ·

糖尿病病人在确定每日所需的总热量后，可以根据食物交换份法计算出每日所需食物的总份数，并根据主副食量确定每类食物的食用量和份数。

不同热量需求的糖尿病病人一日饮食内容举例表

热量	交换份数	谷薯类		蔬果类		肉蛋类		豆乳类			油脂类	
								豆浆	牛奶			
千焦		克	份	克	份	克	份	克	克	份	克	份
5023	14	150	6	500	1	150	3	200	250	2	20	2
5860	16	200	8	500	1	150	3	200	250	2	20	2
6698	18	250	10	500	1	150	3	200	250	2	20	2
7535	20	300	12	500	1	150	3	200	250	2	20	2
8372	22	350	14	500	1	150	3	200	250	2	20	2
9209	24	400	16	500	1	150	3	200	250	2	20	2

根据上表，甄先生的一日饮食内容包括：谷类 16 份，蔬果 1 份，肉蛋类 3 份，豆乳类 2 份，油脂类 2 份。倘若甄先生每日进食 5 餐，除开油脂类外，其他食物份数和一日饮食安排如下表所示。

一日饮食热量份数分配表			
餐次	**饮食内容**		
早餐	谷类 4 份	鸡蛋 1 个	
加餐	谷类 1 份		乳类 1.5 份
中餐	谷类 5 份　蔬菜 0.5 份	肉类 1.5 份	豆类 0.5 份
加餐	谷类 1 份　水果 0.5 份（用 1 份主食换 0.5 份水果和 0.5 份肉类）		
晚餐	谷类 4 份　蔬菜 0.5 份	肉类 1.5 份	

饮食安排举例		
餐次	**食谱**	**使用交换份后的食谱**
早餐	手工鸡蛋面（鸡蛋 1 个，面粉 100 克）	花卷（面粉 100 克），蒸蛋羹（鸡蛋 1 个）
上午加餐	苏打饼干 25 克，脱脂牛奶 240 毫升	煮玉米棒（玉米 200 克），豆浆 200 毫升
中餐	荞麦饭（荞麦 25 克，大米 100 克），黄瓜片炒肉（黄瓜 150 克，肉 25 克），海带黄豆炖排骨（海带 100 克，黄豆 15 克，排骨 50 克）	小米山药饭（小米 25 克，山药 50 克，大米 100 克），清炒小白菜（小白菜 100 克），胡萝卜炖牛腩（胡萝卜 200 克，牛腩 75 克）
下午加餐	白面馒头（面粉 25 克），草莓 150 克	玉米窝窝头（玉米粉 25 克），苹果 100 克
晚餐	鸭腿饭（大米 100 克，鸭腿肉 50 克，上海青 150 克），凉拌鸡丝木耳（鸡肉 25 克，木耳 100 克）	叉烧饭（大米、油麦菜各 100 克，叉烧肉 25 克），鹌鹑煲（鹌鹑、草菇各 50 克），清炒茼蒿（茼蒿 100 克）

注：本书的食谱安排皆不包含油脂类的分配。

调节血糖的新概念——GI 与 GL

我们常用食物交换份的方法指导糖尿病患者选择食物，这种经典方法在血糖控制方面发挥了重要作用。但由于其不能区分交换表中热量等值食物引起的餐后血糖升高幅度的差异，在糖尿病饮食中的作用受到限制。通过专家的不懈努力，提出了两个新的概念——GI 与 GL，通过对交换食物的 GI 值与 GL 值的了解，可以将餐后血糖控制在一个合理的范围内。

· 认识 GI ·

GI 即血糖生成指数，是指食物进入人体 2 小时内血糖升高的速度。根据血糖生成指数的高低，可以把食物划分为三个档次：GI ≤ 55 属低 GI 食物；55 < GI < 70 属中 GI 食物；GI ≥ 70 属高 GI 食物。GI 低的食物容易产生饱腹感，可以帮助身体消耗脂肪，同时引起较低的胰岛素水平，对血糖影响较小。

一般来说，低 GI 食物适合糖尿病患者食用，中 GI 食物要控制食用量，高 GI 食物则要慎食。但是这也并不是一成不变的，因为食物的血糖生成指数受多种因素的影响，比如食物的加工、烹饪方法等，因此，在实际饮食中，糖尿病患者还可以通过改善加工、烹调方法等来降低食物的 GI 值。

· 认识 GL ·

GI 值只能告诉我们这种食物中糖类转变成葡萄糖的速度和能力，而不能够准确地回答我们，在摄入一定数量的某种食物以后，所引起的血糖应答的真实情况。GL 值的出现，使糖尿病病友在合理选择及搭配饮食上，更加直观简便易行。

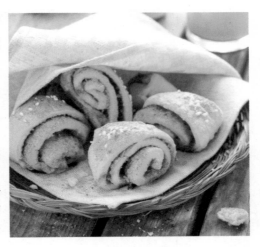

GL 即血糖负荷，它将糖类的数量和质量结合起来，表示一定质量的食物对人体血糖影响程度的大小，每份食物的 GL = 食物 GI × 糖类含量（克）/100，它综合考虑了食物的"质"与"量"对血糖的影响，是糖尿病饮食比较好的计算方法。GL 大于20，表示食用相应质量的食物对血糖的影响明显；GL 为 10~20，表示食用相应质量的食物对血糖的影响一般；GL 小于 10，表示食用相应质量的食物对血糖的影响不大。

糖尿病患者的饮食误区

多数糖尿病患者都清楚科学饮食的重要性，但在具体实施过程中，可能会受某些错误观念的误导，结果非但没能使病情得到改善，还给正常生活带来了许多麻烦。下面介绍七个常见的饮食误区。

节食可以降糖

不少糖尿病患者想通过节食来控制血糖，但节食会导致人体营养不良和免疫功能的下降，易患各种疾病，如感冒或感染肺结核等。经常节食还会对降糖药物的疗效产生不利的影响，并可能促进各种并发症的发生，使病情加重或出现反复。因此，糖尿病患者千万不可节食。

主食吃得越少越好

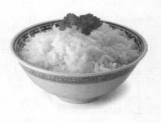

很多患者认为，主食摄入越少越好，这样有利于控制血糖。但这会造成两种后果，一是当总热量摄入不足时，体内的蛋白质、脂肪会过量分解，造成身体消瘦、营养不良；二是不吃或很少吃主食，其热量靠蛋白质和脂肪供应，长此以往，患者发生动脉硬化、脑梗死等疾病的概率就会大大增加。

只吃粗粮不吃细粮

粗粮中富含膳食纤维，有延缓餐后血糖升高、降血脂和通大便的功效，对维持血糖稳定有益。不过，大量进食粗粮，会增加胃肠负担，造成腹胀、早饱、消化不良等问题，甚至还会影响下一餐进食。另外，还会阻碍机体对钙、铁、锌等元素的吸收，以及降低蛋白质的消化吸收率。因此，糖尿病患者应将粗粮与细粮搭配食用，这样既能发挥粗粮的功效，又能避免因粗粮进食过多而产生的不良反应。

做纯素食主义者

糖尿病患者需要控制血糖，且需要严格控制每日饮食的总热量，但这并不意味着糖尿病患者只能吃素食。在糖尿病患者的饮食疗法中，均衡营养是必不可少的一个方面。尽管肉类食物中含有较多的脂肪和热量，但其营养价值也是植物性食物无法替代的，肉类食物中所含的蛋白质较多，且含有植物蛋白所缺乏的赖氨酸，肉类食物还是部分维生素的良好来源，长期不吃肉，可能会造成维生素缺乏。与此同时，肉类食物中的营养素更容易被人体吸收。

因此，糖尿病患者为了保证营养素摄入的均衡、充足，饮食应坚持荤素搭配。

不甜的食物可以多吃

不少糖尿病患者认为，只要是不甜的食物，都可以多吃，像面包、饼干等。事实上，血糖的升高并不在于食物口感的甜度，各种面包、饼干都是粮食做的，进食过多也会导致血糖升高。因此，糖尿病患者应合理计算每日所摄取的食物的总热量，不可盲目进食。

饮食超量了加点药就好

有的糖尿病患者觉得，只要把降糖药的服用剂量加大就可以把多吃的热量抵消掉。事实上，这样做不但影响了平日饮食控制的效果，而且还加重了胰的负担，进而加重低血糖及增加药物的毒副作用发生的可能，对于病情的控制是非常不利的。

水果含糖高，坚决不吃

水果中含有糖分，因而有些糖尿病患者便对水果"避之不及"。其实，水果中除了含有糖分外，还含有维生素、果胶及矿物质，它们对人体健康非常有益。同时，这些营养素并不会增加胰的负担，还会刺激葡萄糖的代谢，起到降血糖的作用。

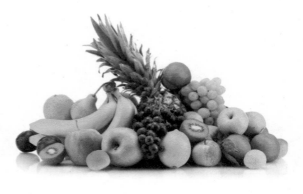

糖尿病患者的血糖稳定在正常水平并平稳一段时间后，可以适量食用水果。不过，应根据水果中含糖量以及血糖生成指数来选择合适的水果种类。此外，还应控制好食用量，过量摄入可能会造成血糖迅速升高，加重胰的负担，对身体不利。

精心挑选优质食材

——食材大作战，为降糖助力

本章筛选了60种有益降糖的常见食材，涵盖谷物、蔬果、肉类、中药等类别，深度解析每种食材的每日适用量、降糖功效等，让糖尿病患者在食材选择上更加有的放矢。

五谷类

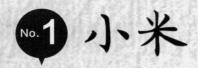

No.1 小米

调节和控制血糖升高

每日适用量：50 克
热量：约 1499 千焦 /100 克

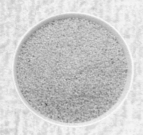

· 降糖功效 ·

小米有调节和控制血糖升高的作用。小米含有的硒，具有较强的抗氧化作用，能抑制脂质氧化，防止脂肪堆积，预防糖尿病并发心血管疾病。小米中的维生素B$_1$，对糖尿病患者的手、足及视觉神经系统均有保护作用。

· 降糖吃法 ·

小米中富含铁、钙、镁等营养物质，但其本身含有的蛋白质比较少，建议糖尿病患者搭配适量的肉类和豆类食用，可以在一定程度上弥补小米缺乏赖氨酸的不足，起到营养互补的作用。

No.2 黑米

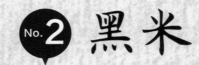

降低葡萄糖的吸收速度

每日适用量：50 克
热量：约 1393 千焦 /100 克

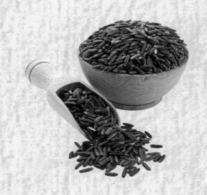

· 降糖功效 ·

黑米富含膳食纤维，可有效降低葡萄糖的吸收速度、预防餐后血糖急剧上升、维持血糖平衡，对改善糖尿病患者的病情有益。同时，黑米富含降糖物质——黄酮，对预防心血管疾病有利，可有效防治糖尿病并发心血管疾病。

· 降糖吃法 ·

黑米中的脂溶性维生素 E 含量较高，对心脏有很好的保护作用。食用黑米时可以搭配适量含油脂较高的食物，如豆类、花生等，更能促进身体对维生素 E 的吸收，达到更好的降糖功效。

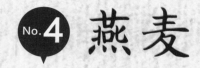

No.3 薏米

促进胰岛素的分泌

每日适用量：60 克
热量：约 1493 千焦 /100 克

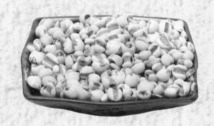

· 降糖功效 ·

薏米富含的维生素 B_2、谷固醇、氨基酸等具有降低血糖的作用。薏米中的硒元素，可修复胰岛 B 细胞并保护其免受损害，维持正常的胰岛功能，促进胰岛素的分泌，调节血糖；薏米中含有的膳食纤维，可促进排便，延缓餐后血糖上升。

· 降糖吃法 ·

薏米有很好的利尿作用，与白果同煮成粥，可健脾除湿、清热排脓，适用于糖尿病水肿等病症。此外，薏米与山楂同食，可以促进身体的新陈代谢，维持血糖的正常水平，因此在煮粥时也可以加入适量山楂。

No.4 燕麦

增强胰岛素受体的敏感性

每日适用量：40 克
热量：约 1535 千焦 /100 克

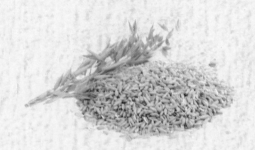

· 降糖功效 ·

燕麦中的膳食纤维可增强胰岛素受体的敏感性，使身体只需少量的胰岛素就能维持正常的代谢功能，且能降低胃肠道对葡萄糖的吸收速度，防止餐后血糖急剧升高。燕麦中的抗氧化剂可通过抑制黏性分子来降低血中胆固醇，预防糖尿病并发高脂血症。

· 降糖吃法 ·

燕麦既可以用来煮粥，又可以将其添加于大米中直接煮饭，都有较好的降糖效果。此外，还可以将燕麦与南瓜搭配入菜，能增加饮食中的膳食纤维含量，平稳餐后血糖值，对稳定血糖有利。

No.5 荞麦

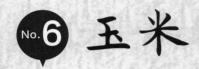

改善人体葡萄糖耐量

每日适用量：40 克
热量：约 1355 千焦 /100 克

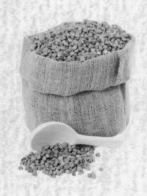

· 降糖功效 ·

荞麦中的生物类黄酮能促进胰岛B 细胞的功能恢复，改善糖耐量，起到降糖作用。荞麦中含有的膳食纤维能帮助人体代谢葡萄糖，减缓餐后血糖上升速度。荞麦中含有的芦丁可降低血脂和胆固醇，对糖尿病并发高脂血症、高胆固醇症的患者有益。

· 降糖吃法 ·

荞麦所含的必需氨基酸中的赖氨酸含量较高，食用时宜与小麦、玉米、大米等赖氨酸含量较低的食材搭配，既有助于降血糖，又能够补充营养。可以将这些食材混合煮成粥，早晚食用。

No.6 玉米

增强胰岛素的效能

每日适用量：70 克
热量：约 443 千焦 /100 克

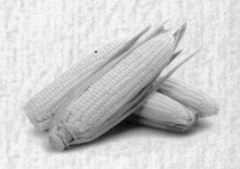

· 降糖功效 ·

玉米中富含的铬、镁、谷胱甘肽对糖类的代谢起着重要作用，可增加胰岛素的效能，起到降糖的作用。玉米还富含膳食纤维，有利于降低餐后血糖水平。长期食用玉米还有助于降低血压，对糖尿病患者预防并发血脂异常症和高血压病有一定的帮助。

· 降糖吃法 ·

对于糖尿病患者来说，建议选择膳食纤维含量较高的老玉米，少吃甜玉米和糯玉米。玉米可以直接拿来煮食，也可制成玉米面食用，或取玉米粒煮粥，煮的时候加少量碱，更有助于营养的吸收。

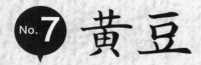

No.7 黄豆

改善葡萄糖代谢

每日适用量：40 克
热量：约 1502 千焦 /100 克

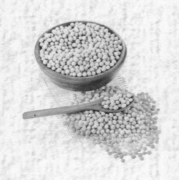

· 降糖功效 ·

　　黄豆含有抑制胰酶的物质，具有促进胰岛素分泌的作用，能改善机体对葡萄糖的代谢功能。黄豆膳食纤维含量丰富，血糖生成指数低，能减缓人体对糖类的吸收，有助于降低血糖，还可调节胃肠功能，促进胆固醇的排泄，预防多种糖尿病并发症。

· 降糖吃法 ·

　　黄豆可以直接煮食，也可以将其制成豆浆饮用，有助于增加饱腹感，控制食物的摄入量，帮助控制血糖。此外，糖尿病患者还可以适当食用一些黄豆制成的豆制品，如豆腐渣、豆干等食物。

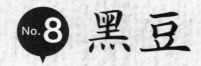

No.8 黑豆

维持正常的葡萄糖耐量

每日适用量：40 克
热量：约 1593 千焦 /100 克

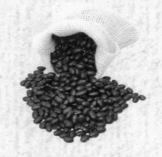

· 降糖功效 ·

　　黑豆中含有丰富的铬，铬能增强机体对胰岛素的敏感性，维持人体正常的葡萄糖耐量，有助于血糖的控制。同时，黑豆的血糖生成指数低，能缓解糖尿病患者的病情。黑豆中大量的不饱和脂肪酸对糖尿病并发高血压病也有一定的改善作用。

· 降糖吃法 ·

　　可将黑豆与核桃、花生、黄豆、大米等五谷类食材一起熬粥，不仅能维持糖尿病患者正常的血糖水平，还能起到补脾益胃、养血安神的功效。此外，多种富含膳食纤维的食材搭配，能有效减少脂肪的吸收。

蔬菜类

No.1 大白菜

维持正常的胰岛素分泌

每日适用量：100 克
热量：约 63 千焦 /100 克

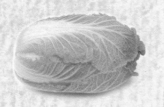

· 降糖功效 ·

　　大白菜中含有能够延缓肠道对食物消化吸收的果胶，可防止餐后血糖迅速上升。大白菜中的锌，可促进人体对钙的吸收，进而维持正常的胰岛素分泌。常食大白菜还可增强人体抵抗力，有助于降低血压、降低胆固醇，预防糖尿病并发心血管疾病。

· 降糖吃法 ·

　　白菜在烹饪时应注意先洗净再切，尽量避免在制作的过程中造成营养成分的流失。制作时还可搭配肉类、豆腐、海米等，能使菜肴营养均衡，且有利于废物的排出，从而达到更好的降糖功效。

No.2 菠菜

使血糖保持稳定

每日适用量：80 ~ 100 克
热量：约 100 千焦 /100 克

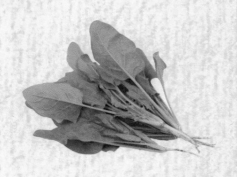

· 降糖功效 ·

　　菠菜中的皂苷为降血糖因子，能降低糖尿病患者的血糖浓度。菠菜叶中还含有一种作用类似于胰岛素的物质，能使血糖保持稳定，尤其能帮助 2 型糖尿病患者控制血糖。菠菜中还含有较多的胡萝卜素、膳食纤维及铬等，均有较好的控制血糖的作用。

· 降糖吃法 ·

　　糖尿病患者可将菠菜凉拌、炒食或做汤，不过，菠菜含有草酸，食后会影响人体对钙的吸收，因此，烹调菠菜前应先用水焯并将水舍弃，以减少其草酸含量。还要避免与含钙丰富的食物同食，以防止结石的产生。

No.3 空心菜

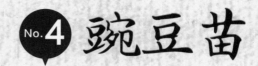

帮助降低血糖水平

每日适用量：50 ~ 100 克
热量：约 84 千焦 /100 克

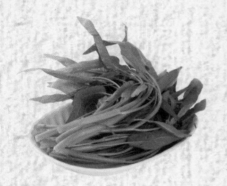

· 降糖功效 ·

　　空心菜中含有类胰岛素的物质，可帮助降低血糖水平，是糖尿病患者的食疗佳蔬。空心菜中含有硒元素，能修复受损的胰岛细胞，促进胰岛素分泌。此外，空心菜中丰富的膳食纤维能促进胃肠蠕动，减少胃肠道对糖的吸收，延缓餐后血糖升高。

· 降糖吃法 ·

　　糖尿病患者可炒食空心菜，建议用急火快炒，避免营养成分的流失。在烹饪时，可加入适量大蒜，有降血脂及预防冠心病和动脉硬化的作用，还可预防血栓的形成，对防治糖尿病并发心血管疾病很有帮助。

No.4 豌豆苗

增强胰岛素的效能

每日适用量：50 ~ 100 克
热量：约 184 千焦 /100 克

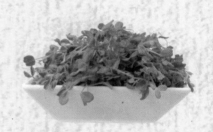

· 降糖功效 ·

　　豌豆苗中含有的铬可增强胰岛素的效能，促进机体对葡萄糖的利用，改善糖耐量，有利于辅助治疗 2 型糖尿病。其含有的膳食纤维，能加速胃肠蠕动，减少胃肠道对糖类的吸收。豌豆苗中还含有维生素和矿物质，有助于预防糖尿病并发心血管疾病。

· 降糖吃法 ·

　　糖尿病患者食用豌豆苗时，可将其与富含蛋白质的鸡蛋、瘦肉同食，能补充机体因代谢紊乱而流失的蛋白质，维持机体正常的代谢。不过，豌豆苗有清热的作用，脾胃虚寒的患者宜少食。

No.5 苋菜

改善糖耐量

每日适用量：80 ~ 100 克
热量：约 105 千焦 /100 克

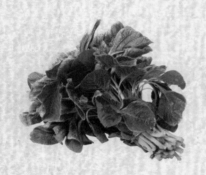

· 降糖功效 ·

苋菜含有丰富的镁元素，可改善糖耐量，减少人体对胰岛素的消耗量，有助于糖尿病患者维持血糖稳定。同时，苋菜中的镁和钙元素有助于控制血糖、维持正常的心肌活动，对预防糖尿病并发骨质疏松症十分有效。

· 降糖吃法 ·

苋菜在烹饪时不宜加醋，以免加速营养素的流失，可加入大蒜末，既能增强降血糖的功效，又可以防癌、抗癌。

No.6 芹菜

加速糖的代谢

每日适用量：50 ~ 100 克
热量：约 59 千焦 /100 克

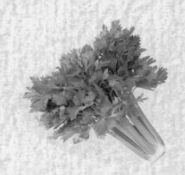

· 降糖功效 ·

芹菜中的黄酮类物质可改善机体微循环，促进糖在肌肉和组织中的转化，加速体内糖的代谢，黄酮类物质还有保护心血管的功效，可预防糖尿病并发心血管疾病。另外，芹菜富含的膳食纤维能阻碍消化道对糖的吸收，防止餐后血糖上升过快。

· 降糖吃法 ·

糖尿病患者可将芹菜炒食或榨汁服用。如果是炒食，可搭配西红柿、茭白，有助于调节血糖，对稳定血糖有利；如果是榨汁，则应将榨好的汁煮沸后食用，一日3次，连服3个月，对降低血糖有利。

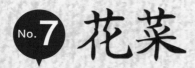

No.7 花菜

防止餐后血糖升高

每日适用量：70 ~ 100 克
热量：约 63 千焦 /100 克

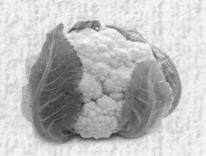

· 降糖功效 ·

　　花菜中含有较多的铬，可以有效调节血糖，降低糖尿病患者对胰岛素的需求；花菜中的膳食纤维可以防止餐后血糖升高。此外，花菜富含的类黄酮，还可清理血管垃圾，阻止胆固醇堆积，预防血小板凝结，能预防糖尿病并发心血管疾病。

· 降糖吃法 ·

　　糖尿病患者食用花菜，可以选择凉拌或炒食。由于其质地较为细嫩，因此不宜加热过久，以免软烂而失去风味。另外，在处理花菜时，一般建议用手掰碎，不宜用刀切。

No.8 紫甘蓝

抑制血糖上升

每日适用量：60 ~ 100 克
热量：约 80 千焦 /100 克

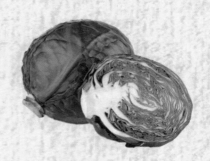

· 降糖功效 ·

　　紫甘蓝含有丰富的铬元素，这种元素能提高胰岛素活性，有效调节血糖和血脂。紫甘蓝中的花青素有助于抑制血糖上升，对控制糖尿病患者的病情有利。另外，紫甘蓝富含膳食纤维，可以延缓血液对葡萄糖的吸收，起到降低餐后血糖的作用。

· 降糖吃法 ·

　　糖尿病患者食用紫甘蓝，以凉拌、制成沙拉或榨汁的方式最佳，但要彻底清洗干净。如果是炒制食用，可以素炒也可以加入少许肉类，营养更丰富，建议急火快炒，注意不要加热过久，尽量避免破坏其有效成分。

No.9 洋葱

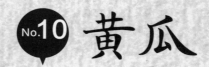

增强胰岛素的分泌功能

每日适用量：50 克
热量：约 163 千焦 /100 克

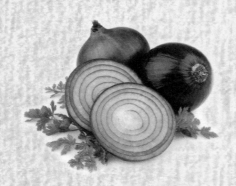

· 降糖功效 ·

洋葱富含硒，可修复受损的胰岛细胞，有利于胰岛素的正常分泌。洋葱中的甲苯磺丁脲类物质，有刺激胰岛素释放的功效。

· 降糖吃法 ·

洋葱可以凉拌生吃，也可以炒制、煮粥等。例如：洋葱炒鸡、洋葱炒鱿鱼等。如果是洋葱与大米煮粥，能提高机体的免疫力、降压、降脂，对预防糖尿病并发心血管疾病有利。

No.10 黄瓜

抑制糖类转化为脂肪

每日适用量：100 克
热量：约 63 千焦 /100 克

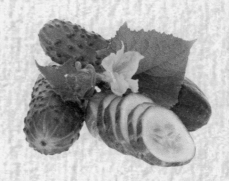

· 降糖功效 ·

黄瓜中含有的丙醇二酸，能抑制糖类转化为脂肪，进而调节血糖水平。黄瓜的含糖量极低，且所含的葡萄糖苷、果糖等不参与一般的糖代谢，对血糖影响较小。中老年糖尿病患者尤其是 2 型糖尿病患者可经常食用黄瓜。

· 降糖吃法 ·

黄瓜多用于生吃，与蒜、醋等调味制成凉拌黄瓜，不仅热量低，还可抑制糖类转变为脂肪，对防治糖尿病及并发的高脂血症有帮助。如果是炒制，要避免烹调过度，以免造成营养成分的流失。

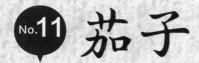

No.11 茄子

稳定餐后血糖

每日适用量：70 ~ 100 克
热量：88 千焦 /100 克

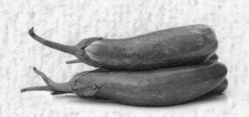

· 降糖功效 ·

茄子富含皂苷，能有效抑制血糖的上升。同时，其热量低，所含的膳食纤维可增强饱腹感，有助于糖尿病患者稳定餐后血糖。茄子中的维生素P，能增强毛细血管的弹性，对预防糖尿病并发心血管疾病患者有利。

· 降糖吃法 ·

茄子的食用方法很多，炒、烧、蒸、凉拌都可以，如果是糖尿病患者食用，可以采用凉拌的方式，菜肴热量较低；如果是蒸食，则可以搭配蒜、醋等调味，同样美味可口。

No.12 西红柿

防止胰岛素功能降低

每日适用量：100 克
热量：约 79 千焦 /100 克

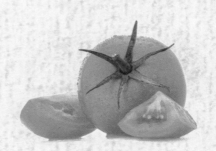

· 降糖功效 ·

西红柿中含有的番茄红素有防止体内胰岛素功能降低的作用，能使血糖维持正常水平；西红柿含有的谷胱甘肽、葫芦巴碱等也对降低血糖有利。另外，西红柿中含有大量的钾及碱性矿物质，对糖尿病并发心血管疾病有良好的辅助治疗作用。

· 降糖吃法 ·

西红柿中含有丰富的维生素，尤其是维生素C对人体健康大有裨益。糖尿病患者可以每天吃一个西红柿，或凉拌生吃或炒制、做汤，连吃一段时间，可以帮助稳定血糖，还能预防牙龈出血的症状。

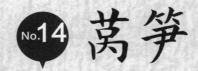

No.13 芦笋

增强胰岛素的效能

每日适用量：50 ~ 100 克
热量：约 54 千焦 /100 克

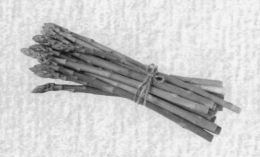

降糖功效

　　芦笋中含有香豆素、薏苡素等能降低血糖的成分。同时，芦笋中富含的铬元素可增强胰岛素的效能，促进机体对葡萄糖的利用，改善糖耐量，有效调节血液中脂肪和糖分的浓度。芦笋的热量低，糖尿病患者食用不会导致血糖急剧波动。

降糖吃法

　　芦笋沙拉或清炒芦笋都是较为常见的食用方法，但在烹调时要尽量避免高温蒸煮，以免造成营养成分的流失。如果是搭配冬瓜、百合等具有降脂、降压功效的食材一起食用，对预防糖尿病并发症很有帮助。

No.14 莴笋

增强胰岛素作用

每日适用量：60 ~ 100 克
热量：约 59 千焦 /100 克

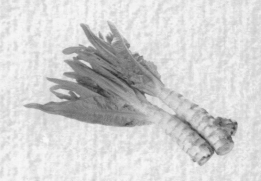

降糖功效

　　莴笋的糖和脂肪含量低，且含有较丰富的烟酸，烟酸是葡萄糖耐量因子的组成成分，可以增强胰岛素的作用，具有调节身体血糖水平的功效。同时，莴笋中含有丰富的膳食纤维，能够减少肠道对葡萄糖的吸收，有助于控制餐后血糖。

降糖吃法

　　糖尿病患者在食用莴笋时，最好采用清炒或凉拌的方式，既能较大程度地保留营养成分，也不会摄入过多的热量。此外，莴笋叶中的营养物质含量也比较丰富，可以一起食用。

No.15 胡萝卜

有效清除自由基

每日适用量：60 ~ 100 克
热量：约 105 千焦/100 克

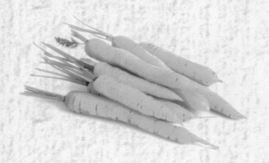

· 降糖功效 ·

胡萝卜中含有丰富的胡萝卜素，进入人体后，可转化成维生素 A，能有效清除人体自由基，降低患糖尿病的风险。同时，胡萝卜还含有丰富的降糖物质。如胡萝卜的膳食纤维可延缓餐后血糖上升，增加饱腹感，有利于血糖的控制。

· 降糖吃法 ·

胡萝卜中含有胡萝卜素，此种营养物质适宜在脂肪的"陪伴"下一起食用，才能更好地被机体吸收利用。因此糖尿病患者在食用胡萝卜时，可以与肉类一起炒制或者煮汤，兼具口味和营养。

No.16 白萝卜

预防餐后血糖急剧上升

每日适用量：50 ~ 100 克
热量：约 88 千焦/100 克

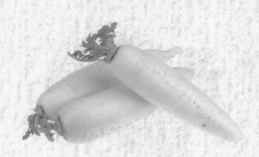

· 降糖功效 ·

白萝卜所含的热量少，膳食纤维含量高，且含有芥子油，食用后容易产生饱腹感，可以预防餐后血糖急剧上升。此外，白萝卜富含香豆酸等活性物质，能够降低血糖、胆固醇，促进脂肪代谢，有利于辅助治疗糖尿病及糖尿病并发肥胖症。

· 降糖吃法 ·

将白萝卜用醋浸泡，使其具有酸性，可以降低整个膳食的血糖生成指数；或者与适量芹菜、鲜车前草一起搅碎，取其汁液炖煮后服用，对湿热型糖尿病性脂肪肝、口苦呕恶等症的患者有食疗作用。

No.17 黑木耳

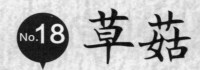

促进胰岛素的分泌

每日适用量：25 ~ 50 克
热量：约 857 千焦 /100 克

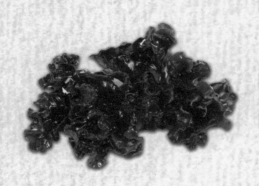

· 降糖功效 ·

　　黑木耳含有的酸性多糖能促进胰岛素的分泌，起到调节和降低血糖的作用。黑木耳所含的钙、钾、维生素C、硒等营养物质，可以抑制血小板聚集，有效降低血压；果胶物质可促进胃肠蠕动，加速胆固醇的排出，对预防糖尿病并发心血管疾病有利。

· 降糖吃法 ·

　　黑木耳可以凉拌、炒菜或者与肉类同煮炖汤，还可以与燕麦、小米等杂粮搭配煮粥，既能降血糖，还能润肠排毒，很适合糖尿病患者食用。但需要注意的是，如果是干木耳，泡发时间不能过长。

No.18 草菇

延缓葡萄糖的吸收

每日适用量：20 克
热量：约 96 千焦 /100 克

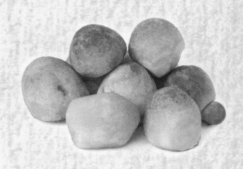

· 降糖功效 ·

　　草菇膳食纤维含量丰富，能够延缓血液对葡萄糖的吸收，起到降低餐后血糖的作用，从而稳定血糖。草菇还可增强机体抵抗力，降低血浆胆固醇含量，降低血压，从而有效预防糖尿病性并发高脂血症及高血压等。

· 降糖吃法 ·

　　草菇味道鲜美，营养丰富，食用前可以先浸泡片刻，冲洗干净后再食用。具体的吃法有很多，不仅能炒、烧、酿，还可以做汤，与肉类同食可促进机体对营养素的吸收，增强抗病力，很适合糖尿病患者食用。

No.19 冬瓜

预防糖尿病并发肥胖症

每日适用量：50 ～ 100 克
热量：约 46 千焦 /100 克

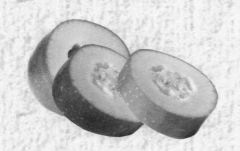

· 降糖功效 ·

冬瓜不含糖和胆固醇，食用后不会引起血糖波动。同时，冬瓜中含有的丙醇二酸，能抑制摄入的糖类转化为脂肪，防止体内脂肪的堆积，预防肥胖。另外，冬瓜是高钾低钠的食物，可以减少细胞中钠的含量，降低血压，对预防糖尿病并发高血压有利。

· 降糖吃法 ·

冬瓜可以素炒，也能与猪骨等搭配炖汤。如果是糖尿病患者食用，不妨将冬瓜捣汁服用，对烦渴多饮有缓解作用。另外，将冬瓜与黄连按3：1的比例加水煎煮，适量食用，可以辅助治疗糖尿病。

No.20 西葫芦

促进胰岛素的分泌

每日适用量：80 ～ 100 克
热量：约 75 千焦 /100 克

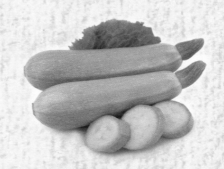

· 降糖功效 ·

西葫芦含有瓜氨酸和葫芦巴碱等活性物质，具有促进胰岛分泌胰岛素的作用，进而有效地调节血糖，防止血糖升高。西葫芦富含维生素 C，可增强胰岛素的作用，调节体内血糖的代谢，有效预防糖尿病的发生。

· 降糖吃法 ·

炒制西葫芦时可以选择韭菜做配菜，能够对糖尿病患者起到降糖、降脂的作用；还可以搭配鸡蛋或瘦肉同食，为身体补充多种营养物质。只是西葫芦性寒，不应过量食用。

肉类

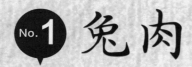

No.1 兔肉

预防糖尿病并发症

每日适用量：80 克
热量：约 427 千焦 /100 克

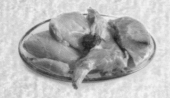

降糖功效

兔肉所含有的蛋白质高于其他肉类，所含的脂肪和胆固醇均低于其他肉类，是肥胖型糖尿病患者的理想肉食。而且兔肉所含的卵磷脂、维生素 B_3 非常丰富，糖尿病患者常食有保护血管、预防动脉硬化、预防血栓形成、保持血管壁光滑的作用。

降糖吃法

兔肉中蛋白质含量丰富，糖尿病患者尤其是具有口干口渴、多饮多尿症状的糖尿病患者食用时，建议选择清水煮制的方式，以免摄入过多油脂。此外，兔肉性凉，适宜在夏季食用，且食用量不宜过多。

No.2 牛肉

提高胰岛素的敏感性

每日适用量：80 克
热量：约 523 千焦 /100 克

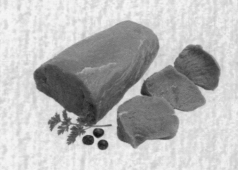

降糖功效

牛肉中富含的锌、硒均能促进胰岛素的分泌与合成，提高人体对胰岛素的敏感性和对葡萄糖的利用率，对糖尿病患者调节和控制血糖有一定帮助。此外，牛肉中富含亚油酸，对糖尿病合并高血压、高脂血症、高胆固醇症等疾病有良好的食疗作用。

降糖吃法

选购牛肉时应选择脂肪较少的部分。牛肉可用来炖汤、炒制，搭配的食材可以选择白萝卜、胡萝卜、土豆等，烹饪时最好撇去汤面上的浮油，制作时间可以稍长一些，肉质酥软才易于消化。

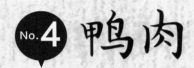

No.3 乌鸡

加强胰岛素的作用

每日适用量：80 克
热量：约 464 千焦 /100 克

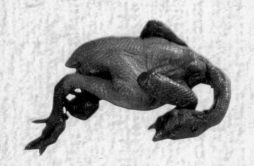

· 降糖功效 ·

乌鸡中丰富的维生素和矿物质可促进胰岛素的分泌，加强胰岛素的作用，从而降低血糖。另外，乌鸡是低脂肪、低糖、低胆固醇和高蛋白的食物，有利于血糖的稳定，其蛋白质容易被人体吸收利用，对糖尿病患者有较好的补益功效。

· 降糖吃法 ·

可采用炖煮的烹饪方式，熬汤食用，汤中还可适当添加一些香菇，可对糖尿病患者起到较好的滋补养身作用。另外，鸡屁股是淋巴最为集中的地方，也是储存病毒和致癌物的"仓库"，应弃掉。

No.4 鸭肉

有利于降低血糖

每日适用量：60 克
热量：约 1004 千焦 /100 克

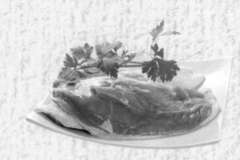

· 降糖功效 ·

鸭肉中富含优质蛋白、维生素和矿物质，有利于降低血糖、促进血液中的胆固醇代谢。另外，鸭肉所含的脂肪比较少，且多为不饱和脂肪酸，食用后不仅不会造成脂肪堆积，反而有利于降低血脂和胆固醇，有助于预防由糖尿病引发的心血管疾病。

· 降糖吃法 ·

尽量选择脂肪较少的老鸭，少吃脂肪肥厚的嫩鸭。鸭皮和内脏含有较多的脂肪和胆固醇，不利于血糖控制，糖尿病患者食用鸭肉宜去皮、去内脏。烹饪时可撇去汤面上的浮油，有助于减少脂肪摄入。

No.5 鸽肉

辅助治疗糖尿病

每日适用量：60 克
热量：约 841 千焦 /100 克

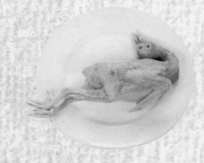

· 降糖功效 ·

　　鸽肉中含有丰富的维生素 B_1、维生素 B_2，这些成分有辅助治疗糖尿病的功效。鸽肉富含优质蛋白，可为糖尿病患者补充所需蛋白质。鸽肉还有保肝护肾、益气补血和生津止渴等功效，对于消瘦型糖尿病患者及高血压、高脂血症并发症患者有益。

· 降糖吃法 ·

　　糖尿病患者可以将鸽肉清蒸或煲汤，这样可保存更多的营养。煲汤时还可以加些金银花，有清热解毒、抗菌消炎的功效，特别适合在夏季食用，有助于缓解消渴、中暑等症状。

No.6 鹌鹑

有效降低血糖、血脂

每日适用量：60 克
热量：约 460 千焦 /100 克

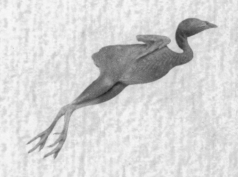

· 降糖功效 ·

　　鹌鹑肉中含有多种人体所需的矿物质、卵磷脂和氨基酸，可有效降低血糖、血脂，对防治糖尿病性高脂血症具有重要的作用。而且鹌鹑肉属于典型的高蛋白、低脂肪、低胆固醇食物，适合糖尿病患者食用，可辅助治疗糖尿病、肥胖型高血压等疾病。

· 降糖吃法 ·

　　糖尿病患者宜选体型偏瘦的鹌鹑食用，且最好采用炖汤的烹饪方式，炖煮时可以加入北沙参、玉竹等药材，有助于增强人体免疫力，还可防止糖尿病并发症的发生。

水产类

No.1 鲫鱼

有助于控制血糖

每日适用量：50 克
热量：约 452 千焦 /100 克

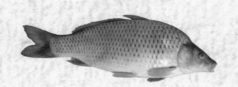

·降糖功效·

鲫鱼中富含优质蛋白，容易被人体消化吸收，可增强糖尿病患者机体的免疫力，有助于控制血糖。鲫鱼所含的氨基酸比较全面，可降低血液黏稠度、降低糖尿病患者并发心脑血管疾病的发病率。

·降糖吃法·

糖尿病患者吃鲫鱼以清蒸或煮汤为佳，少放调料，煮汤时还可以加入少许陈皮，可起到温中散寒、补脾开胃的作用，对改善糖尿病患者的并发症状有帮助。由于鲫鱼鱼子含胆固醇较高，糖尿病患者不宜食用。

No.2 鳝鱼

降低和调节血糖

每日适用量：120 克
热量：约 372 千焦 /100 克

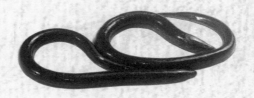

·降糖功效·

鳝鱼中含有丰富的不饱和脂肪酸，具有较强的抗氧化功能，能保护胰腺 B 细胞。还能调节血糖，有助于血糖的稳定，对糖尿病有较好的辅助治疗作用。而且其所含脂肪极少，不易导致人体肥胖。

·降糖吃法·

鳝鱼要挑选体色为灰黄色的活鳝，可以炒食或炖食；烹饪时可加少许青椒，可以有效调节血糖、防止血糖升高；鳝鱼血清有毒但不耐热，能被高温破坏，因此一定要烹熟后食用。

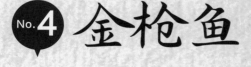

No.3 鳕鱼

预防糖尿病并发症

每日适用量：80 克
热量：约 368 千焦 /100 克

No.4 金枪鱼

控制和稳定血糖

每日适用量：50 克
热量：约 829 千焦 /100 克

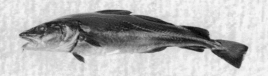

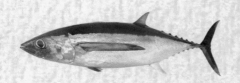

· 降糖功效 ·

鳕鱼含有丰富的不饱和脂肪酸 DHA 和 EPA，具有保护脑血管和降低血液胆固醇、三酰甘油和低密度脂蛋白的作用，能降低糖尿病心脑血管疾病的发病率。此外，鳕鱼还有增强免疫力的作用，能提高糖尿病患者在治疗期的抗感染能力。

· 降糖吃法 ·

鳕鱼营养丰富，鳕鱼炖汤时可放适量香菇，对糖尿病患者的心血管有较好的保护作用。糖尿病患者吃鳕鱼不适合红烧、油炸，以免摄入过多的热量或引起上火症状。另外，鳕鱼热量较高，食用时不宜过量。

· 降糖功效 ·

金枪鱼中含有较多的 Ω-3 不饱和脂肪酸，可改善胰岛功能，增强人体对糖的分解和利用的能力，维持糖代谢的正常状态。金枪鱼中的微量元素硒可修复胰岛细胞，保持胰岛素分泌，有助于控制和稳定血糖。

· 降糖吃法 ·

金枪鱼的吃法很多，糖尿病患者食用时可直接吃生鱼片，蘸醋食用；也可以搭配一些低糖蔬菜拌食；还可以清蒸食用，加少许葱、姜、蒜即可。建议糖尿病患者每两周吃一次金枪鱼。

No.5 三文鱼

改善胰岛功能

每日适用量：50 克
热量：约 556 千焦 /100 克

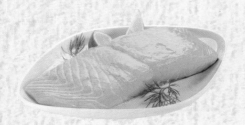

· 降糖功效 ·

三文鱼中的 Ω-3 不饱和脂肪酸可以改善人体的胰岛功能，降低血糖，尤其适合肥胖症、糖尿病患者食用。此外，三文鱼所含的其他不饱和脂肪酸，能有效降低血脂和血胆固醇，可防治糖尿病并发心血管疾病。

· 降糖吃法 ·

制作三文鱼时以清蒸为宜，既可以保存三文鱼的营养，又能避免摄入过多热量，而且降糖效果也好。三文鱼的鱼子酱的胆固醇含量非常高，糖尿病患者应忌食。

No.6 牡蛎

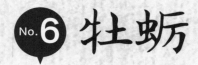

调节和增强胰岛素的作用

每日适用量：2 ~ 3 个
热量：约 305 千焦 /100 克

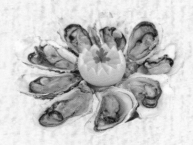

· 降糖功效 ·

牡蛎含有丰富的锌，其能与胰岛素结合成复合物，该复合物能调节和增强胰岛素的作用，强化降血糖的效果，起到辅助治疗糖尿病的作用。牡蛎中的优质蛋白，进入人体后可分解成氨基酸，具有一定的解毒作用，可预防糖尿病并发肾病。

· 降糖吃法 ·

牡蛎可以洗净后直接用开水烫熟，捞出沥干后加调味料拌匀食用；也可以和海带一起熬汤，对改善糖尿病并发症有帮助。食用牡蛎一定要煮熟、煮透，以免传染上肝炎、寄生虫性疾病。

水果和干果类

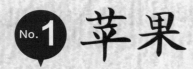

No.1 苹果

提高胰岛素敏感性

每日适用量：100 ～ 150 克
热量：约 217 千焦 /100 克

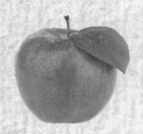

· 降糖功效 ·

苹果中的铬能提高糖尿病患者对胰岛素的敏感性，其富含的苹果酸还有稳定血糖的功效，可有效预防老年糖尿病。苹果所含的钾能降低血压，防治糖尿病并发高血压。另外，苹果中的膳食纤维可调节血糖水平，防止血糖骤升骤降。

· 降糖吃法 ·

饭后不宜马上吃苹果，以免增加总热量的摄入。糖尿病患者吃苹果宜选在间隔餐前或餐后至少 1 小时的时间。苹果皮中的黄酮类物质具有较好的降糖效果，糖尿病患者吃苹果最好不要削皮，洗净即可。

No.2 樱桃

增加人体内胰岛素的含量

每日适用量：80 克
热量：约 192 千焦 /100 克

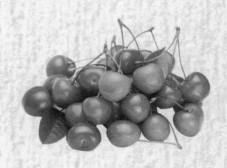

· 降糖功效 ·

樱桃中含有丰富的花青素，花青素能促进人体内胰岛素的合成，增加人体内胰岛素的含量，进而起到降低血糖的功效。常吃樱桃还能减少人体内的嘌呤成分，促进尿酸排泄，可预防糖尿病并发痛风。因此，糖尿病患者可经常食用樱桃。

· 降糖吃法 ·

糖尿病患者食用樱桃可选择蒸制、榨汁或生食，都能很好地保存其降糖成分，起到降糖作用，注意榨汁时不宜加糖，以免增加热量摄入。樱桃也可以搭配含膳食纤维丰富的蔬菜食用，降糖效果更佳。

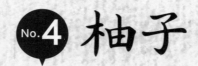

No.3 草莓

不增加胰腺的负担

每日适用量：100 ~ 150 克
热量：约 125 千焦 /100 克

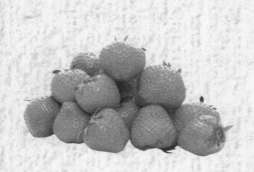

· 降糖功效 ·

草莓中含有丰富的维生素及矿物质，且热量低，有辅助降低血糖的作用，可防止餐后血糖值迅速上升，不会增加胰腺负担。草莓中的胡萝卜素可转化为维生素 A，其可改善眼功能，保护视力，进而防治糖尿病引起的眼部疾病。

· 降糖吃法 ·

草莓可生食、榨汁，也可以与麦片一起熬粥，具有降压、降脂、降糖的功效。草莓还可以做成草莓酱，与很多低糖蔬菜、水果一起拌食，可起到增进食欲的作用。

No.4 柚子

增加胰岛素受体数量

每日适用量：50 克
热量：约 172 千焦 /100 克

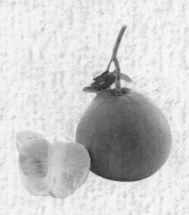

· 降糖功效 ·

柚子中的维生素 C 含量很高，是强抗氧化剂，能清除体内的自由基，有助于预防糖尿病神经病变和血管病变。同时维生素 C 还可预防糖尿病患者牙龈出血，可帮助患者预防感染性疾病。

· 降糖吃法 ·

柚子可以榨汁饮用，能较好地保存其营养素，对降低血糖、预防糖尿病并发症均有效果。柚子也可与西红柿、栗子等搭配食用。服药时应避免食用柚子，以免柚子中的活性成分干扰药物的正常代谢，引起不良反应。

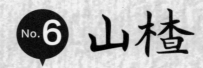

No.5 番石榴

改善葡萄糖耐量

每日适用量：200 克
热量：约 172 千焦 /100 克

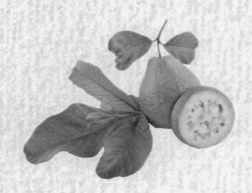

降糖功效

　　番石榴中含有丰富的铬，有助于改善糖尿病患者和糖耐量受损者的葡萄糖耐量，增强胰岛素的敏感性，有效预防糖尿病并发症的发生。其所含的番石榴多糖也有利于控制血糖、减轻糖尿病患者的症状。

降糖吃法

　　番石榴可以直接生食或榨汁食用，以保存其中所含的营养。番石榴的叶子可以用水煎好去渣后饮用，对降血糖有帮助。番石榴有收敛作用，不能多吃，尤其是糖尿病并发便秘的人群，以免导致上火或加重便秘。

No.6 山楂

增加肝糖原的储备

每日适用量：10 ～ 15 克
热量：约 398 千焦 /100 克

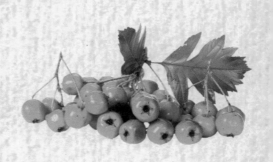

降糖功效

　　山楂富含钙、维生素 C 及黄酮类物质，可降低血糖、血脂，有效预防糖尿病并发心血管疾病。山楂含有的山楂酸，可显著对抗肾上腺素引起的血糖升高。此外，山楂富含解脂酶，可解动物性食物的油腻，有助于促进糖尿病患者体内胆固醇的转化。

降糖吃法

　　山楂可搭配动物性食物同食，如牛肉、鸡肉等，既营养可口、消脂解腻，又有助于糖尿病患者血糖的稳定。不过患有妊娠糖尿病的孕妇不宜食用山楂，山楂有很强烈的活血化瘀功效，容易导致流产。

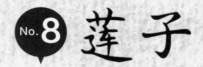

No.7 花生

改善胰岛素分泌

每日适用量：25 克
热量：约 2357 千焦 /100 克

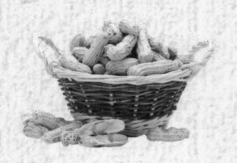

· 降糖功效 ·

花生含有的不饱和脂肪酸——花生四烯酸，能增强胰岛素的敏感性，具有抑制血糖升高的作用，适合 2 型糖尿病患者食用。花生还含有一种多酚类物质——白藜芦醇，其生物活性较强，可预防动脉粥样硬化，对糖尿病患者防治并发症有益。

· 降糖吃法 ·

花生的吃法多种多样，可以生吃、炒食、油炸或水煮，其中以水煮的吃法为佳。因为水煮花生更好地保留了花生中原有的植物活性化合物，对糖尿病防治更有益，可以搭配大米、绿豆等煮粥。

No.8 莲子

改善糖尿病症状

每日适用量：10 ~ 15 克
热量：约 1440 千焦 /100 克

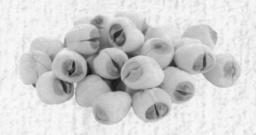

· 降糖功效 ·

莲子性平，味甘、涩，归脾、肾、心经，有降压、益肾、安神之效，对糖尿病引起的烦躁不安、神志不清等问题有防治作用，而且对缓解糖尿病患者多饮、多尿、乏力、身体消瘦等症状十分有效，尤其适合 2 型糖尿病患者食用。

· 降糖吃法 ·

莲子既是一种食物，也可以作为一种中药材。干莲子的糖分更低，更适合糖尿病患者食用，可以搭配百合、大米煮粥，或与排骨、鸡肉一起炖汤，搭配银耳做成莲子银耳羹也是不错的选择。

其他类

No.1 橄榄油

改善糖尿病患者的总体代谢

每日适用量：20 毫升
热量：约 3760 千焦 /100 克

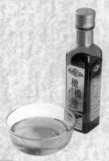

· 降糖功效 ·

橄榄油富含单不饱和脂肪酸，是糖尿病患者较好的脂肪来源，能调节和控制血糖水平。橄榄油还能改善脂质代谢，防止动脉粥样硬化，调节血脂，降低血压，对糖尿病及其引发的心血管疾病均有一定的食疗作用，适合糖尿病患者食用。

· 降糖吃法 ·

糖尿病患者在烹制食物时可用橄榄油代替其他油脂，具有缓解病情的作用。也可以在每天起床后或临睡前，直接饮用一汤匙（约 8 毫升）的橄榄油，有助于改善多种并发症。

No.2 生姜

改善脂质代谢紊乱

每日适用量：10 克
热量：约 2357 千焦 /100 克

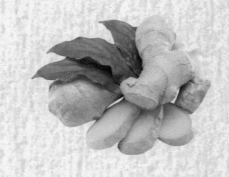

· 降糖功效 ·

生姜中的主要活性物质是姜黄素，其具有降低血糖的作用，且少量的姜黄素就能预防糖尿病诱发白内障，预防糖尿病并发腹泻。长期食用生姜还可以改善糖尿病引起的脂质代谢紊乱，改善机体对糖的正常代谢功能，适合糖尿病患者日常食用。

· 降糖吃法 ·

糖尿病患者可将生姜用沸水冲泡后代茶饮，具有化湿、温中和胃、稳定血压的作用，特别适合有腹泻、畏寒肢冷等症的糖尿病患者食用，对预防糖尿病并发高血压也很有帮助。

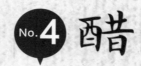

No.3 大蒜

修复胰岛细胞

每日适用量：3 瓣
热量：约 527 千焦 /100 克

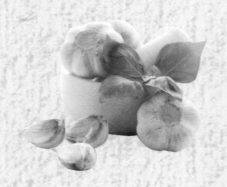

· 降糖功效 ·

大蒜含有的蒜精可抑制葡萄糖生成酵素，有助于糖尿病的防治。大蒜还含有丰富的硒元素，其对胰岛素的合成有益，有助于血糖的稳定。大蒜含有的谷胱甘肽，具有抗氧化和提高肝脏的解毒作用，能有效预防糖尿病合并肝病。

· 降糖吃法 ·

大蒜是一种"百搭"的食材，可搭配各种肉类、蔬菜食用，对防治糖尿病及其并发症都很有帮助。但大蒜的辣味重，刺激性较强，生吃的话不建议多吃，尤其是肠胃功能较弱的患者应尽量食用煮熟的大蒜。

No.4 醋

降低血糖指数

每日适用量：10 毫升
热量：约 130 千焦 /100 毫升（白醋）

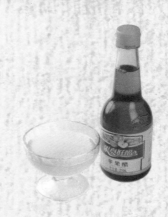

· 降糖功效 ·

醋含有有机酸，其能溶解营养素，促进糖尿病患者对营养物质的吸收，缓解消瘦、口干等症状。除此之外，糖尿病患者的胰岛素活性不佳，影响糖类的正常代谢，而有机酸则有助于提高患者对糖的代谢能力，可稳定血糖值和尿糖值水平。

· 降糖吃法 ·

醋可用于白菜、包菜等蔬菜的烹制，有助于控制血糖。糖尿病患者也可将醋兑入清水，以 4：1 的比例调配，每天早餐前 20 分钟空腹食用，或中餐和晚餐后立即饮用，有很好地稳定血糖的作用。

中药类

No.1 人参

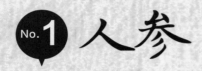

刺激人体释放胰岛素

每日适用量：3 ~ 9克
性味归经：性温，味甘、微苦，归脾、肺、心经。

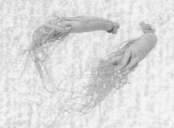

· 功能主治 ·

人参有大补元气、复脉固脱、补脾益肺、生津安神的作用，对内热消渴、久病虚羸、惊悸失眠等症有效。

· 降糖功效 ·

人参可增进机体对糖的利用和代谢，对恢复糖尿病患者的耐糖能力、减少胰岛素的用量、延长降糖作用时间、缓解糖尿病患者的高血糖状态有益。糖尿病患者可遵医嘱适量服用。

· 使用禁忌 ·

不能与藜芦、五灵脂制品同服，服药期间不宜吃萝卜或喝浓茶。

No.2 枸杞

增强胰岛素的敏感性

每日适用量：6 ~ 15克
性味归经：性温，味甘，归肝、肾经。

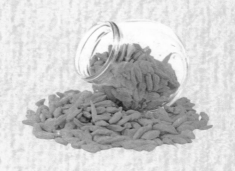

· 功能主治 ·

枸杞有滋肾、润肺、补肝、明目的功效，对治疗肝肾阴亏、腰膝酸软、头晕目眩、多泪、消渴、遗精有益。

· 降糖功效 ·

枸杞所含的枸杞多糖可增强糖尿病患者对胰岛素的敏感性，增加肝糖原的储备量，降低血糖水平，适合2型糖尿病患者食用。此外，枸杞还能有效地预防眼病、肾病等糖尿病并发症的发生。

· 使用禁忌 ·

外邪实热，脾虚有湿及泄泻者忌服枸杞。

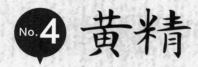

No.3 黄芪

双向调节血糖

每日适用量：9～30克

性味归经：性温，味甘，归脾、肺经。

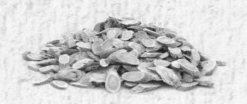

· 功能主治 ·

黄芪具有补气固表、利尿托毒、排脓敛疮、生肌的功效，可用于慢性衰弱尤其表现有中气虚弱的人。

· 降糖功效 ·

黄芪中含有的黄芪多糖具有双向调节血糖的作用，可使血糖水平显著下降，并能明显对抗肾上腺素引起的血糖水平升高。黄芪中的黄芪皂苷还能增强心脏的收缩力，对糖尿病并发心脏病有预防作用。

· 使用禁忌 ·

消化不良、上腹胀满和有实证、阳证等问题的人不宜用黄芪。

No.4 黄精

避免血糖过高

每日适用量：9～15克

性味归经：性平，味甘，归肺、脾、肾经。

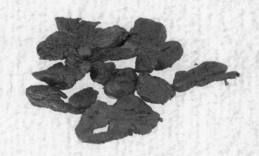

· 功能主治 ·

黄精具有补气养阴、健脾、润肺、益肾的功效，可用于脾胃虚弱、体倦乏力、口干食少、肺虚燥咳等症。

· 降糖功效 ·

黄精可缓解糖尿病患者内热消渴的症状。黄精中的多糖成分可预防四氧嘧啶对胰岛素的损害，对肾上腺素引起的血糖过高有显著的抑制作用。此外，其还能调节血脂，有助于防治糖尿病并发的心血管疾病。

· 使用禁忌 ·

虚寒泄泻、痰湿、痞满、气滞者忌服。

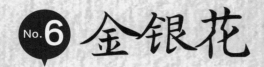

No.5 葛根

维持血糖稳定

每日适用量：4.5 ~ 9 克

性味归经：性凉，味甘，归肺、脾、肾经。

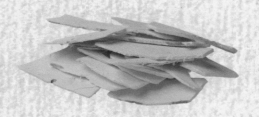

· 功能主治 ·

葛根具有升阳解肌、透疹止泻、除烦止温的功效，主治伤寒、发热头痛、项强、烦热消渴、泄泻、痢疾。

· 降糖功效 ·

葛根能缓解糖尿病患者烦热消渴、皮肤瘙痒等症，且对防治糖尿病并发高血压有一定作用。此外，葛根中的葛根素、大豆苷等黄酮类化合物，有明显的降血糖功效，对维持血糖稳定十分有效。

· 使用禁忌 ·

其性凉，易于动呕，胃寒者应当慎用。

No.6 金银花

改善胰岛素抵抗

每日适用量：6 ~ 16 克

性味归经：性寒，味甘，归肺、胃经。

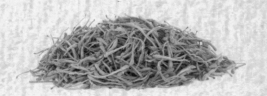

· 功能主治 ·

金银花具有清热解毒的功效，对治疗温病发热、热毒血痢、痈疡、肿毒、瘰疬、痔漏等有较好的疗效。

· 降糖功效 ·

金银花对糖尿病症状有一定缓解作用。金银花中含有丰富的绿原酸，不但能够修复受损的胰岛 B 细胞，还能改善机体的胰岛素抵抗，激活受体，增强受体对胰岛素的敏感性，从而达到降低血糖的效果。

· 使用禁忌 ·

脾胃虚寒及气虚、疮疡、脓清者忌服。

No.7 玉竹

缓解糖尿病症状

每日适用量：10 ~ 12克
性味归经：性平，味甘，归肺、胃经。

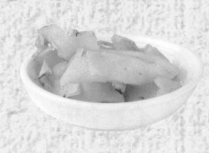

·功能主治·

玉竹有养阴润燥、除烦止渴的功效，可用于治疗热病阴伤、咳嗽烦渴、虚劳发热、消谷易饥、小便频数等症。

·降糖功效·

玉竹能改善糖尿病症状，对血糖有双向调节的作用。此外，玉竹还有加强心肌收缩力、提高抗缺氧能力、抗心肌缺血、降血脂的作用，对糖尿病并发高脂血症、冠心病、脑卒中等症有防治作用。

·使用禁忌·

中寒腹泻，胃部胀满，不喜饮水，痰多，苔厚腻等湿痰盛者忌食。

No.8 白术

提高胰岛素受体敏感性

每日适用量：6 ~ 12克
性味归经：性温，味甘、苦，归脾、胃经。

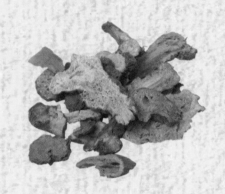

·功能主治·

白术能健脾益气、燥湿利水、止汗、安胎，用于治疗脾虚食少、腹胀泄泻、痰饮眩悸、水肿、自汗等症。

·降糖功效·

白术中含有的白术内酯等成分能促进人体周围组织对葡萄糖的利用，提高胰岛素受体的敏感性、拮抗胰岛素对抗激素，起到降低血糖的作用。此外，白术还有明显的抗氧化作用，能减少自由基对机体的损伤。

·使用禁忌·

不宜与桃、李子、大蒜、土茯苓同食，以免降低药效。

每日带量食谱推荐

——精打细算，合理计划一日三餐

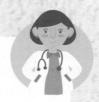

　　本章为糖尿病患者一日三餐制订了详细的计划，并设计了不同热量每日带量食谱，从早餐到晚餐，甚至加餐，每一餐都吃对，将降糖进行到底。

营养丰富的 早餐

　　早餐是一天中的第一餐，能够补充人体前一晚所消耗的能量。对糖尿病患者来说，早餐质量的好坏对血糖水平有着显著影响。

饮食原则

早餐前先喝一杯水

　　糖尿病患者在早上起床后，不要急于吃早餐，应在空腹状态下饮用150～250毫升的温开水，这样既能补充夜间流失的水分，又有利于清理肠道、排出体内毒素。

早餐营养要全面

　　糖尿病患者摄取食物的种类越多，对血糖的影响就越小。早餐首先要保证营养均衡，同时，还应尽量做到粗细搭配、荤素搭配，使营养得到互补。

吃早餐的时间要合理

　　通常情况下，糖尿病患者在7～8点起床后的20～30分钟进食早餐为佳，因为此时食欲旺盛，营养较易被消化吸收。此外，早餐与午餐的间隔时间应在4～6小时。

食谱推荐

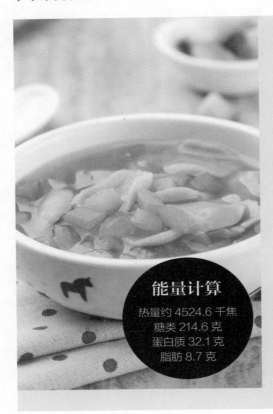

能量计算

热量约 4524.6 千焦
糖类 214.6 克
蛋白质 32.1 克
脂肪 8.7 克

荞麦猫耳面

原料： 荞麦粉 300 克，彩椒 60 克，胡萝卜、黄瓜各 80 克，西红柿 85 克

调料： 盐、鸡粉各 4 克，鸡汁 8 克

做法

1. 彩椒、黄瓜、胡萝卜、西红柿切粒。
2. 荞麦粉装入碗中，放入适量盐、鸡粉和水拌匀，揉成面团，挤成猫耳面剂子，摘下，制成猫耳面生坯。
3. 锅中注水烧开，倒入适量鸡汁搅匀，放入切好的蔬菜粒。
4. 加入盐、鸡粉，搅匀，用大火煮2分钟，再放入猫耳面，煮熟盛出即可。

菠菜鸡蛋饼

原料：

菠菜120克，鸡蛋2个，面粉90克，虾皮30克，葱花少许

调料：

芝麻油3毫升，盐、食用油各适量

做法

1　择洗干净的菠菜切成粒；鸡蛋打入碗中，打散调匀。

2　锅中注水烧开，倒入菠菜，加入少许食用油，拌匀，倒入虾皮，煮至沸，捞出沥干。

3　将菠菜和虾皮倒入蛋液中，搅拌匀。

4　加入少许盐、葱花，放入面粉，用筷子搅拌匀，再淋入芝麻油，搅匀。

5　煎锅中倒入食用油烧热，放入混合好的蛋液摊成饼状，煎至两面金黄。

6　取出煎好的蛋饼，切成扇形，装入盘中即可。

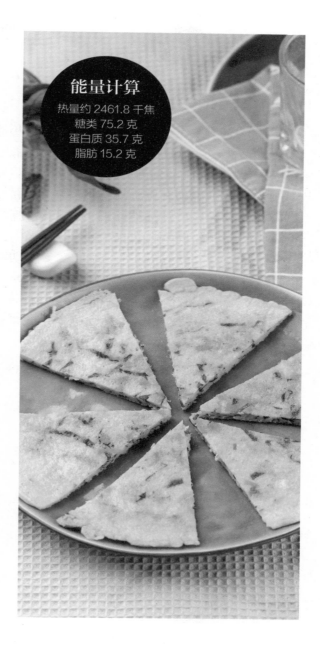

能量计算

热量约 2461.8 千焦
糖类 75.2 克
蛋白质 35.7 克
脂肪 15.2 克

营养功效

虾皮含有蛋白质、钙、镁等营养成分，菠菜中含有较多的胡萝卜素、膳食纤维等营养素，能较好地控制血糖，搭配食用有不错的食疗效果。

卷心菜蛋饼

原料：

卷心菜100克，鸡蛋2个，面粉50克

调料：

盐2克，食用油适量

做法

1 卷心菜切碎，撒少许盐调匀，腌至菜丝稍软。

2 将鸡蛋打入碗中，打散调匀，倒入适量面粉、水和少许盐，调匀。

3 将腌渍好的卷心菜碎倒入蛋糊中拌匀。

4 锅中倒入适量食用油烧热，倒入蛋液，转动锅，摊成均匀的薄圆饼。

5 待一面煎熟后翻面，煎至两面金黄后出锅。

6 将煎好的蛋饼切成扇形，装入盘中即可。

能量计算

热量约 1506.7 千焦
糖类 44.2 克
蛋白质 20.4 克
脂肪 10.8 克

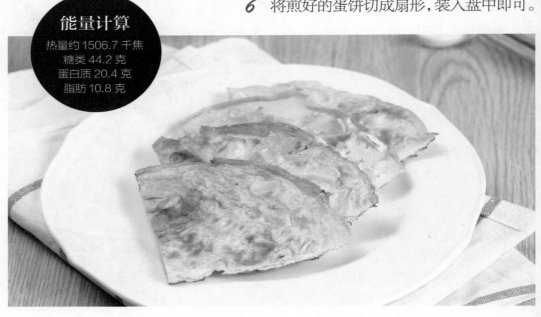

营养功效

卷心菜又名包菜，含有维生素、蛋白质等多种营养元素，具有增强胰岛素活性、提高耐糖量的作用，有利于调节血糖，控制糖尿病。

三文鱼蒸饭

原料：

水发大米150克，金针菇、三文鱼各50克，枸杞少许

调料：

盐3克，生抽适量

做法

1 洗净的金针菇切去根部，再切成小段，备用。

2 洗好的三文鱼切丁，加入适量盐，拌匀，腌渍片刻至入味。

3 取一碗，倒入大米，注入适量清水，加入生抽，放入腌渍好的鱼肉、切好的金针菇，拌匀。

4 蒸锅中注水烧开，放上碗，中火蒸约40分钟至熟。

5 取出，撒上枸杞即可。

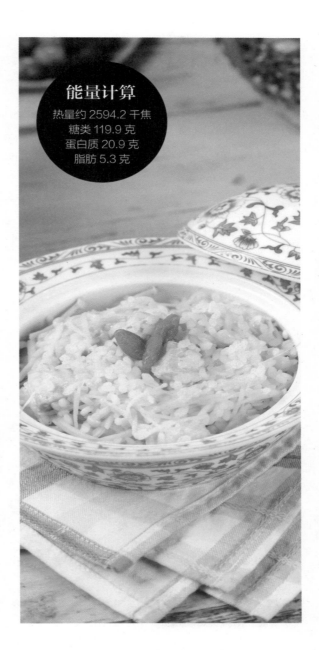

能量计算

热量约 2594.2 千焦
糖类 119.9 克
蛋白质 20.9 克
脂肪 5.3 克

营养功效

三文鱼具有很高的营养价值，其富含的不饱和脂肪酸可以改善人体的胰岛功能，降低血糖，尤其适合糖尿病患者食用。

彩色饭团

原料：

草鱼肉120克，黄瓜60克，胡萝卜80克，米饭150克，黑芝麻少许

调料：

盐2克，鸡粉1克，芝麻油7毫升，水淀粉、食用油各适量

做法

1. 洗净的胡萝卜、黄瓜分别切粒；草鱼肉切成丁；黑芝麻炒香，备用。
2. 鱼丁装入碗中，加入盐、鸡粉、水淀粉、少许食用油，拌匀，腌渍约10分钟。
3. 开水锅中加盐、食用油，分别将胡萝卜、黄瓜、鱼肉煮片刻后捞出。
4. 碗中倒入米饭、煮好的食材，加盐、芝麻油、黑芝麻，拌匀，做成数个小饭团，摆好盘即可。

能量计算

热量约 1539.2 千焦
糖类 47.6 克
蛋白质 25.1 克
脂肪 8 克

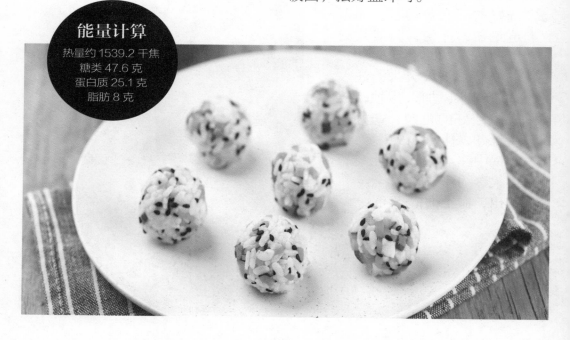

营养功效

胡萝卜中含有丰富的胡萝卜素，能起到降血糖、降血压、强健心脏的作用，将其制成彩色饭团，适合糖尿病患者食用。

鱼肉麦片

原料：

燕麦片80克，草鱼肉100克

调料：

盐少许

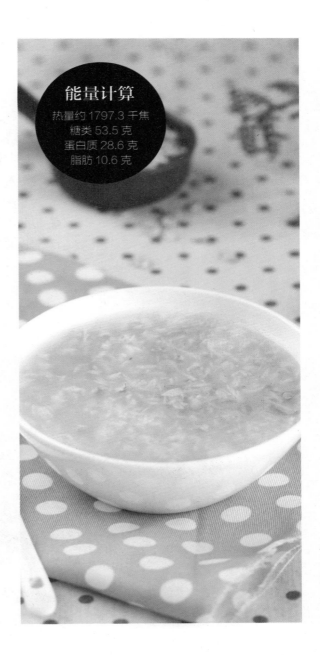

能量计算

热量约 1797.3 千焦
糖类 53.5 克
蛋白质 28.6 克
脂肪 10.6 克

做法

1. 蒸锅上火烧开，放入备好的草鱼肉，盖上锅盖，中火蒸至草鱼肉熟。

2. 揭开盖子，取出蒸好的草鱼肉，去除鱼皮、鱼刺，将鱼肉压碎，备用。

3. 砂锅中注入适量清水烧开，倒入备好的燕麦片，搅拌均匀。

4. 盖上锅盖，烧开后转小火煮至其熟软；揭盖，倒入鱼肉末，拌匀。

5. 加入少许盐调味，盛出煮好的食材，装入备好的碗中即可。

营养功效

草鱼肉质鲜嫩，含有丰富的不饱和脂肪酸，对人体的血液循环有利，其还含有硒元素，经常食用，有抗衰老的功效。

炝炒生菜

原料：

生菜200克

调料：

盐、鸡粉各2克，食用油适量

做法

1 将洗净的生菜切成瓣，装入盘中，待用。

2 锅中注入适量食用油，烧热。

3 放入切好的生菜，将生菜快速翻炒至熟软。

4 加入盐、鸡粉，炒匀调味，将炒好的生菜盛出，装盘即可。

能量计算

热量约 187.4 千焦
糖类 4.2 克
蛋白质 2.8 克
脂肪 1.8 克

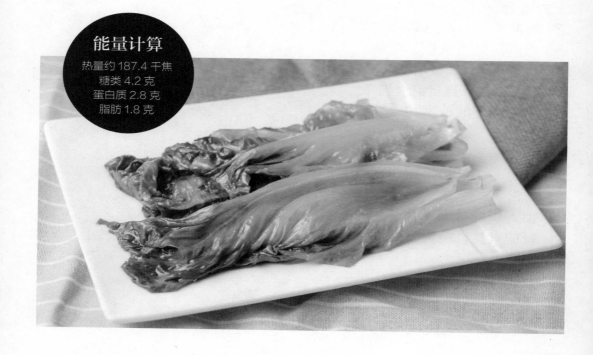

营养功效

生菜中所含有的膳食纤维，不仅能增强饱腹感，还能延缓身体对葡萄糖的吸收，有利于减缓餐后血糖的升高。

柠檬彩蔬沙拉

原料：

生菜60克，柠檬20克，黄瓜、胡萝卜各50克，酸奶50毫升

做法

1. 择洗好的生菜用手撕成小段，放入碗中。
2. 洗净去皮的胡萝卜、黄瓜分别切成丁，柠檬切薄片。
3. 锅中注水烧开，倒入胡萝卜，煮至断生，捞出，沥干水分待用。
4. 将黄瓜丁、胡萝卜丁倒入生菜碗中，搅拌匀。
5. 取一个盘子，摆上柠檬片，倒入拌好的食材，浇上酸奶即可。

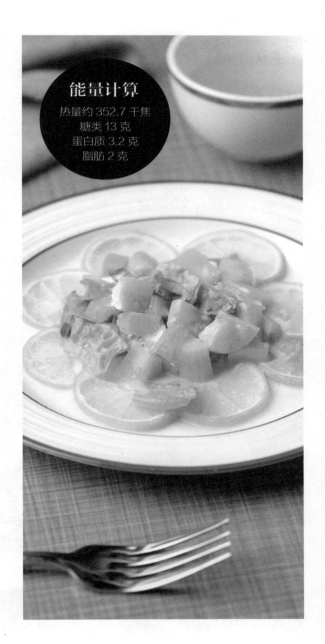

能量计算
热量约 352.7 干焦
糖类 13 克
蛋白质 3.2 克
脂肪 2 克

营养功效

黄瓜清脆爽口且热量低，糖尿病患者食用后，可有效抑制糖类转化为脂肪，降低胆固醇。

香菇烤芦笋

原料：

芦笋350克，新鲜香菇300克，蒜5瓣

调料：

盐2克，橄榄油15毫升，黑胡椒适量

做法

1 芦笋去除根、皮；香菇去蒂切片；蒜切成蒜末。

2 预热烤箱至190℃，把芦笋平铺在铺上了锡纸的烤盘上，撒上盐、黑胡椒和一半蒜末，淋上10毫升橄榄油，放入烤箱烤6分钟，中途翻面一次。

3 平底锅中火加热，加入香菇片和剩余蒜末，加盖干蒸，中途需翻面，待香菇微缩但未出水时，加入盐、黑胡椒和剩余橄榄油翻搅。

4 取出芦笋，放入长盘，再放上香菇即可。

能量计算

热量约 1508.1 千焦
糖类 39.7 克
蛋白质 12.6 克
脂肪 16.3 克

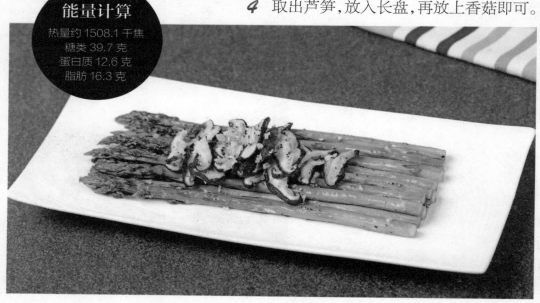

营养功效

香菇中含有多种微量元素，食用后能起到降低血糖、改善糖尿病症状的作用，搭配芦笋一起食用，口味鲜香、食疗效果佳。

金针菇拌豆干

原料：

金针菇85克，豆干165克，彩椒20克，蒜末少许

调料：

盐、鸡粉各2克，芝麻油6毫升

做法

1. 洗净的金针菇切去根部，彩椒切细丝，豆干切粗丝，备用。
2. 烧开水的锅中倒入豆干，拌匀，略煮一会儿，捞出，沥干水分备用。
3. 另起锅，注入适量清水烧开，倒入金针菇、彩椒，拌匀，煮至断生。
4. 取一个大碗，倒入金针菇、彩椒，放入豆干，拌匀。
5. 撒上蒜末，加入盐、鸡粉、芝麻油，拌匀。
6. 将拌好的菜肴装入碗中即成。

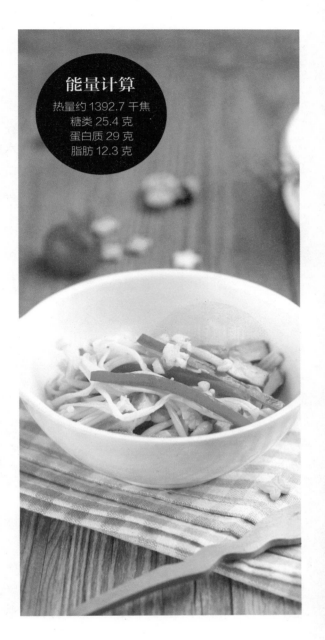

能量计算

热量约 1392.7 千焦
糖类 25.4 克
蛋白质 29 克
脂肪 12.3 克

营养功效

金针菇含有胡萝卜素、B 族维生素、维生素 C 和多种氨基酸、矿物质，具有增强人体的免疫力、降低血糖值等功效。

浓香花生豆浆

原料：

花生米50克，水发黄豆55克

做法

1 将花生米、黄豆倒入碗中，加入适量清水搓洗干净。

2 将洗好的黄豆、花生沥干水分，倒入豆浆机中，加水至水位线。

3 盖上豆浆机机头，选择"五谷"程序，榨取豆浆。

4 断电后取下机头，将豆浆滤入碗中，捞去浮沫，待稍微放凉后即可饮用。

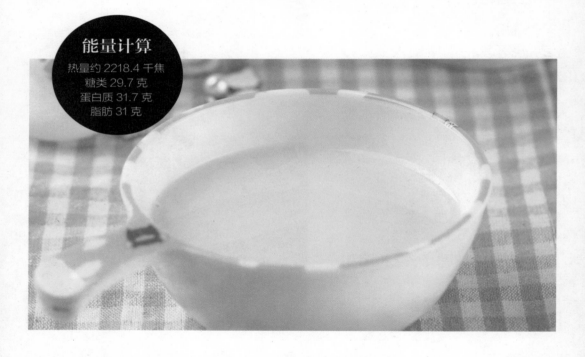

能量计算

热量约 2218.4 千焦
糖类 29.7 克
蛋白质 31.7 克
脂肪 31 克

营养功效

糖尿病患者每日食用煮熟的黄豆或豆浆，有助于增加饱腹感，控制食物的摄入量，帮助控制血糖。

枸杞核桃豆浆

原料：

水发黄豆50克，核桃仁、枸杞各5克

做法

1 将黄豆倒入碗中，注入适量清水，搓洗干净后捞出，沥干水分。
2 将备好的枸杞、核桃仁、黄豆倒入豆浆机中，加水至水位线。
3 盖上豆浆机机头，选择"五谷"程序，榨取豆浆
4 豆浆机断电，取下机头，煮好的豆浆倒入滤网中，滤取豆浆。
5 将滤好的豆浆倒入碗中即可。

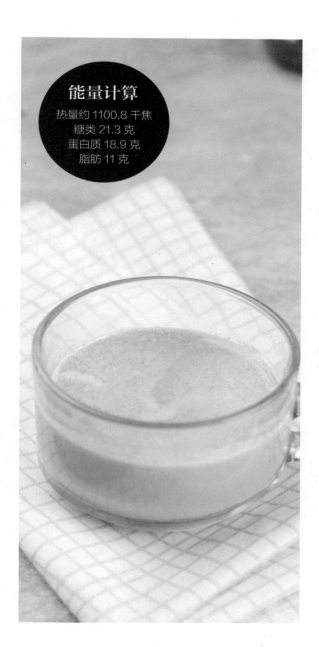

能量计算

热量约 1100.8 千焦
糖类 21.3 克
蛋白质 18.9 克
脂肪 11 克

营养功效

黄豆中的膳食纤维含量丰富，具有调节胰岛素水平的功能，且其血糖生成指数低，能延缓身体对糖类的吸收，有助于降低血糖。

承上启下的 午餐

午餐是一日三餐中极为重要的一餐，起着承上启下的作用。营养丰富的午餐，是能量的主要补充，可使人精力充沛，有助于提高学习和工作效率。

饮食原则

要做到定时吃午餐

宜每天 11 ~ 13 点进食午餐，尤其是胃肠功能弱的糖尿病患者更应注意每天吃午餐的时间，以保证胃肠功能的正常发挥，维持血糖的稳定。

摄入足够热量

糖尿病患者午餐摄取的能量应达到全天摄入能量的 30% ~ 40%。因此，午餐可以适当多吃一些食物，以弥补上午热量的损耗和满足下午活动的热量需求。

增加膳食纤维

午餐宜多吃富含膳食纤维的食物，五谷类如红豆、薏米等；蔬菜类如冬瓜、芹菜等；水果类如柚子、苹果等；以增强饱腹感，减少进食量，有益于缓解餐后血糖值的上升。

食谱推荐

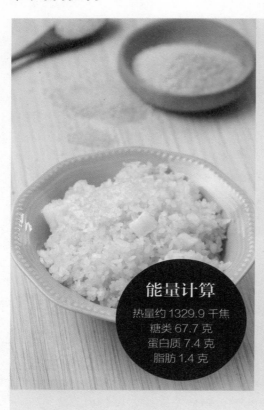

能量计算

热量约 1329.9 千焦
糖类 67.7 克
蛋白质 7.4 克
脂肪 1.4 克

小米山药饭

原料： 水发小米 30 克，水发大米、山药各 50 克

做法

1 将洗净去皮的山药切小块。
2 备好电饭锅，打开盖，倒入山药块。
3 放入洗净的小米和大米，注入适量清水，搅匀。
4 盖上盖，按功能键，调至"五谷饭"，煮至食材熟透。
5 断电后揭盖，盛出煮好的山药饭即可。

香浓牛奶炒饭

原料：

米饭200克，青豆50克，玉米粒45克，洋葱35克，火腿55克，胡萝卜40克，牛奶80毫升，高汤120毫升

调料：

盐、鸡粉各2克，食用油适量

做法

1. 洗净的洋葱、胡萝卜切成粒；火腿切条，再切成粒。
2. 锅中注水烧热，倒入青豆、玉米粒，焯片刻，捞出待用。
3. 热锅注油烧热，倒入焯好的食材，再倒入胡萝卜、洋葱、火腿，快速翻炒。
4. 倒入米饭，翻炒至松散，注入适量牛奶、高汤，翻炒出香味。
5. 加入少许盐、鸡粉，炒匀调味，将炒好的饭盛出即可。

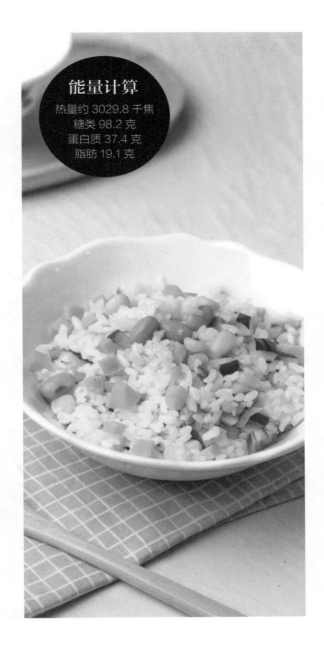

能量计算

热量约 3029.8 千焦
糖类 98.2 克
蛋白质 37.4 克
脂肪 19.1 克

营养功效

胡萝卜中的膳食纤维可延缓餐后血糖上升，增加饱腹感，有利于血糖的控制；洋葱中的微量元素硒有利于胰岛素的正常分泌。

手捏菜炒茭白

原料：

小白菜120克，茭白85克，彩椒少许

调料：

盐3克，鸡粉2克，料酒4毫升，水淀粉、食用油各适量

做法

1. 洗净的小白菜放入盘中，撒上适量盐，腌渍至其变软，切长段。
2. 洗净的茭白、彩椒切粗丝，备用。
3. 用油起锅，倒入茭白，炒出水分，放入彩椒丝，加入少许盐、料酒，炒匀。
4. 倒入切好的小白菜，炒至食材变软，加入少许鸡粉调味。
5. 用水淀粉勾芡，关火后盛出炒好的菜肴即可。

能量计算

热量约 251.6 千焦
糖类 8.3 克
蛋白质 2.8 克
脂肪 1.7 克

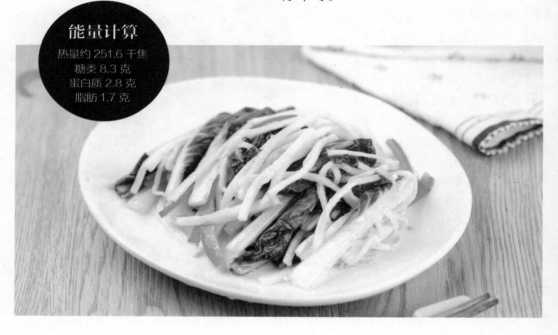

营养功效

小白菜含有蛋白质、膳食纤维、维生素等营养成分，具有保持血管弹性、健脾胃等功效，适合"三高"患者食用。

松仁菠菜

原料：

菠菜270克，松仁35克

调料：

盐3克，鸡粉2克，食用油15
毫升

做法

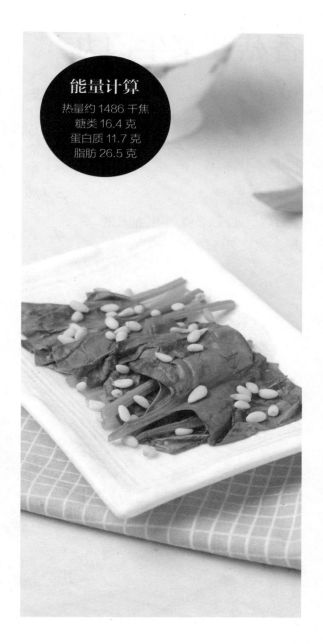

能量计算
热量约 1486 千焦
糖类 16.4 克
蛋白质 11.7 克
脂肪 26.5 克

1　将洗净的菠菜切三段。
2　锅中注油，放入松仁，用
　　小火翻炒至香味飘出。
3　关火后盛出炒好的松仁，
　　加入少许盐，拌匀待用。
4　锅留底油，倒入切好的菠
　　菜，翻炒至熟。
5　加入盐、鸡粉，炒匀，盛
　　出炒好的菠菜。
6　撒上拌好盐的松仁即可。

营养功效

菠菜不仅具有补血的作用，还含有一种类似胰岛素的物质，能维持人体
内血糖的平衡，适合糖尿病患者食用。

香菇芹菜牛肉丸

原料：

香菇30克，牛肉末200克，
芹菜、蛋黄各20克，姜末、
葱末各少许

调料：

盐3克，鸡粉2克，生抽6毫
升，水淀粉4毫升

做法

1　洗净的香菇切成丁，芹菜切成碎末。

2　取一个碗，放入牛肉末、芹菜末，再
　　倒入香菇、姜末、葱末、蛋黄。

3　加入少许盐、鸡粉、生抽、水淀粉，搅匀，
　　制成馅料，捏成丸子备用。

4　蒸锅上火烧开，放入备好的牛肉丸，
　　盖上锅盖，大火蒸熟。

5　关火后揭开锅盖，取出蒸好的牛肉丸
　　即可。

能量计算

热量约1237.9千焦
糖类5.4克
蛋白质44.3克
脂肪10.4克

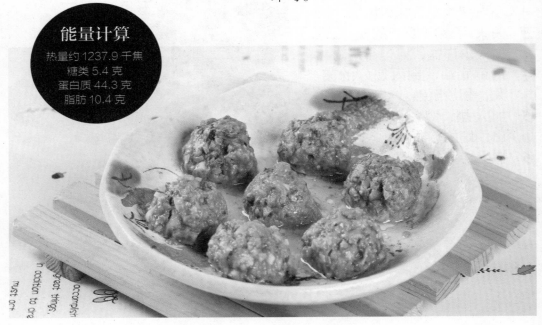

营养功效

香菇中含有的维生素 C 和 B 族维生素，有利于延缓糖
尿病并发症的进程。

小南瓜炒鸡蛋

原料：

小南瓜350克，鸡蛋2个

调料：

食用油30毫升，盐、鸡粉各3克，水淀粉少许

做法

1 将洗净的南瓜切成丝；鸡蛋打入碗中，加盐调匀。

2 热锅注油，烧至五成热，倒入蛋液，翻炒片刻，盛入碗中。

3 锅中加入少许油，倒入南瓜丝，翻炒约1分钟。

4 加入盐、鸡粉，倒入鸡蛋，翻炒片刻。

5 加入少许水淀粉勾芡，将炒好的菜肴装入碗中即可。

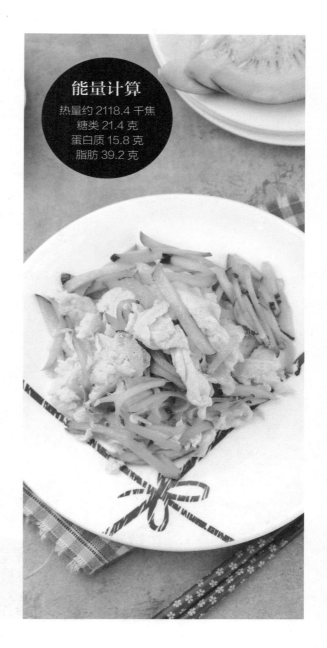

能量计算

热量约 2118.4 千焦
糖类 21.4 克
蛋白质 15.8 克
脂肪 39.2 克

营养功效

南瓜含有丰富的钴，能增强人体的新陈代谢，并参与人体内维生素 B_{12} 的合成，是人体胰岛细胞所必需的微量元素，对防治糖尿病有较好的效果。

虾米花蛤蒸蛋羹

原料：

鸡蛋2个，虾米20克，蛤蜊
肉45克，葱花少许

调料：

盐、鸡粉各1克

做法

1. 取一个大碗，打入鸡蛋，倒入洗净的蛤蜊肉、虾米。
2. 加入少许盐、鸡粉，快速搅拌均匀。
3. 注入适量温开水，搅拌均匀，制成蛋液。
4. 取一个蒸碗，倒入调好的蛋液，搅匀。
5. 蒸锅上火烧开，放入蒸碗，盖上锅盖，蒸至蛋液凝固。
6. 揭开锅盖，取出蒸碗，撒上葱花即可。

能量计算

热量约 893.9 千焦
糖类 4.1 克
蛋白质 26.6 克
脂肪 9.8 克

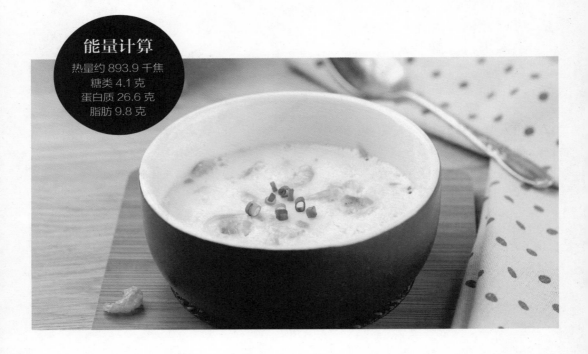

营养功效

蛤蜊可有效改善糖尿病患者的糖、脂肪和蛋白质代谢紊乱的状况，减少血液中的脂肪含量，软化血管，预防糖尿病并发症。

葱椒鱼片

原料：

草鱼肉200克，鸡蛋清、生粉各适量，花椒、葱花各少许

调料：

盐、鸡粉各2克，芝麻油7毫升，食用油适量

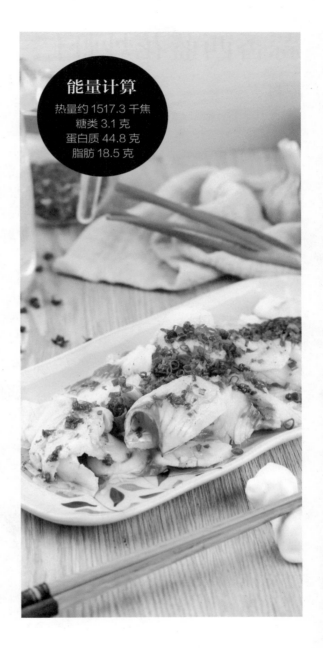

能量计算
热量约 1517.3 千焦
糖类 3.1 克
蛋白质 44.8 克
脂肪 18.5 克

做法

1. 用油起锅，倒入花椒，用小火炸香，盛出炒好的花椒，待用。
2. 洗好的草鱼肉去除鱼皮，斜刀切片，将肉片装入碗中，加入盐、鸡蛋清，拌匀。
3. 加少许生粉，拌匀，腌渍约15分钟，至其入味，备用。
4. 将花椒、葱花剁碎，制成葱椒料，装入碗中，再加入盐、鸡粉、芝麻油，制成味汁。
5. 锅中注水烧开，放入鱼片，拌匀，用大火煮至熟透。
6. 将鱼肉捞出装盘，摆放好，浇上味汁即成。

营养功效

草鱼含有蛋白质、不饱和脂肪酸、钙、磷、铁等营养成分，具有促进血液循环、滋补开胃等功效，适合糖尿病患者食用。

蒜香西蓝花炒虾仁

原料：

西蓝花170克，虾仁70克，蒜片少许

调料：

盐3克，鸡粉1克，胡椒粉5克，水淀粉、料酒各5毫升，食用油适量

做法

1. 西蓝花切小块；虾仁去除虾线，装入碗中，加入少许盐、胡椒粉、料酒，拌匀，腌渍至入味。

2. 沸水锅中加入少许食用油和盐，搅匀，倒入西蓝花，焯至断生，装盘待用。

3. 用油起锅，倒入虾仁，炒至稍微转色，放入蒜片，炒香；倒入西蓝花，翻炒至食材熟软，加入盐、鸡粉，炒匀至入味。

4. 注入少许清水，加入水淀粉，炒匀收汁即可。

能量计算

热量约 461.9 千焦
糖类 7.3 克
蛋白质 14.3 克
脂肪 2.5 克

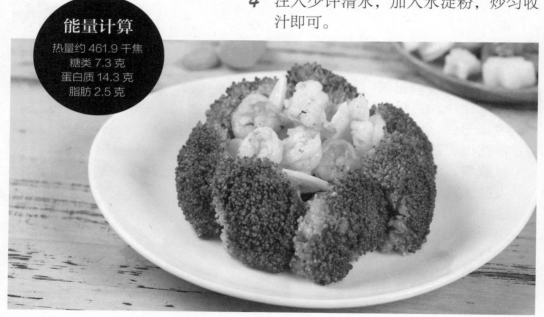

营养功效

西蓝花含有丰富的铬，能促进胰岛素的分泌，并增强其敏感性，降低糖尿病患者对胰岛素的需求量，有效调节血糖水平。

清味黄瓜鸡汤

原料：

黄瓜、鸡胸肉末各100克，姜末、蒜末各少许

调料：

盐、鸡粉各2克，胡椒粉少许，料酒、水淀粉各适量

做法

1 将洗净的黄瓜切片，切条，切小块。

2 将鸡胸肉末装于碗中，放少许盐、鸡粉、胡椒粉、料酒。

3 加入姜末、蒜末、水淀粉，拌匀，腌渍入味，捏成丸子，装盘待用。

4 取电解养生壶，加清水至0.7升水位线，通电烧水。

5 待水烧开，放入黄瓜块、丸子生坯，选定"煲汤"功能，煮至材料熟透。

6 揭盖，放盐、鸡粉，拌匀调味，断电取下水壶，将汤料装入碗中即可。

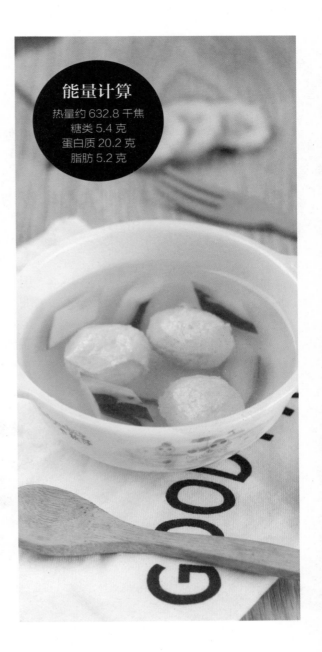

能量计算

热量约632.8千焦
糖类5.4克
蛋白质20.2克
脂肪5.2克

营养功效

黄瓜的含糖量很少，且所含的葡萄糖苷、果糖等不参与糖的代谢，对血糖影响较小，经常食用黄瓜，可改善临床症状，有助于预防糖尿病并发高脂血症。

菌菇鸽子汤

原料：

鸽子肉400克，蟹味菇80克，香菇75克，姜片、葱段各少许

调料：

盐、鸡粉各2克，料酒8毫升

做法

1 将处理好的鸽肉洗净、斩成小块，放入开水锅中，淋入料酒提味，煮约半分钟，捞出。

2 砂锅注水烧开，倒入鸽肉、姜片，淋入料酒。

3 烧开后炖约20分钟，至肉质变软；倒入蟹味菇、香菇，搅匀。

4 用小火续煮约15分钟，至食材熟透；加少许鸡粉、盐，调味，续煮一会儿，至汤汁入味。

5 盛出鸽子汤，撒上葱段即可。

能量计算

热量约2356千焦
糖类6.5克
蛋白质91克
脂肪18.4克

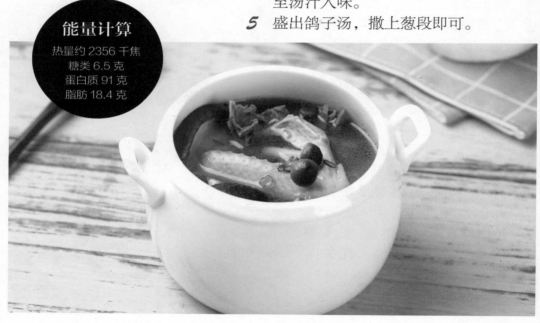

营养功效

糖尿病，中医又称为消渴病，鸽肉具有很好的生津止渴作用。适当食用鸽肉，对糖尿病患者有益。

淮山鳝鱼汤

原料：

鳝鱼120克，淮山35克，黄芪、枸杞、巴戟天各10克，姜片少许

调料：

盐、鸡粉各2克，料酒10毫升

做法

1　处理干净的鳝鱼切段。
2　锅中注水烧开，放入鳝鱼段，焯至变色，捞出待用。
3　砂锅中注水烧开，放入姜片、枸杞、淮山、黄芪、巴戟天和鳝鱼段，淋上料酒。
4　加盖，烧开后用小火煮至食材熟透。
5　揭盖，放入少许盐、鸡粉，拌匀调味。
6　关火后把煮好的鳝鱼汤盛出，装入碗中即可。

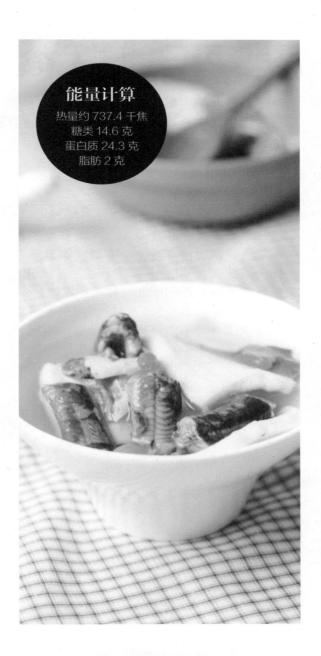

能量计算

热量约 737.4 千焦
糖类 14.6 克
蛋白质 24.3 克
脂肪 2 克

营养功效

鳝鱼含有蛋白质、不饱和脂肪酸，不仅具有很强的抗氧化作用，同时还有助于血糖的稳定。

清淡可口的 *晚餐*

晚餐并非越丰富越好，如果摄入过多滋补、油腻的食物，不仅血糖值会居高不下，而且血中氨基酸的浓度也会升高，会增加糖尿病并发冠心病、高血压等疾病的风险。

饮食原则

晚餐宜早不宜晚

18 ~ 19 点是进食晚餐比较合适的时间。晚上人体的新陈代谢率较低，晚餐吃得太晚，不利于肠胃的消化吸收。20 点以后除适量饮水外，不需再进食任何食物。

晚餐不宜太饱

晚餐吃得过多，体内血糖、氨基酸及脂肪酸浓度就会明显增高，影响降糖药物发挥其作用。因此，糖尿病患者进食晚餐的量应以感觉自己不饿为度，吃七八分饱即可。

晚餐宜清淡

糖尿病患者晚餐应以清淡为主，尽量少吃油炸、烧烤、腌制类食物以及高胆固醇、高脂肪食物。此外，豆类、红薯、玉米等易致胀气的食物及太咸、太辛辣的食物也不宜多吃。

食谱推荐

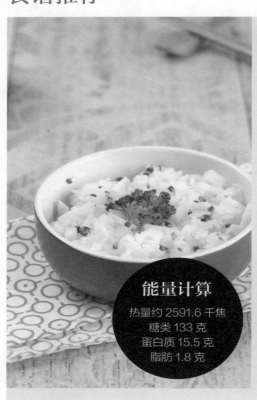

能量计算

热量约 2591.6 千焦
糖类 133 克
蛋白质 15.5 克
脂肪 1.8 克

莲藕西蓝花菜饭

原料： 去皮莲藕 80 克，水发大米 150 克，西蓝花 70 克

做法

1. 洗净去皮的莲藕切丁，西蓝花切小块。

2. 热锅中倒入莲藕丁，翻炒数下，放入泡好的大米，翻炒至大米水分收干。

3. 注入适量清水搅匀，加盖，大火煮开后转小火焖煮至食材熟透。

4. 揭盖，倒入切好的西蓝花搅匀，续焖 10 分钟至食材熟软、水分收干。

5. 关火后盛出莲藕西蓝花菜饭即可。

香菇肉糜饭

原料：

米饭120克，牛肉100克，鲜香菇30克，即食紫菜少许，高汤250毫升

调料：

盐少许，生抽2毫升，食用油适量

做法

1. 把洗净的香菇切片，改切成粒；牛肉剁成碎末。
2. 用油起锅，倒入牛肉末，炒至松散变色，倒入香菇丁，翻炒均匀。
3. 注入高汤，搅拌几下，使食材散开，加入生抽、盐。
4. 用中火煮片刻至盐分溶化，倒入备好的米饭，搅散，拌匀。
5. 转大火续煮片刻，关火后将牛肉饭装在碗中，撒上即食紫菜即成。

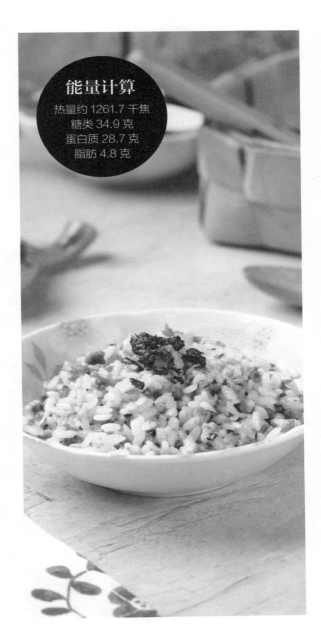

能量计算

热量约 1261.7 千焦
糖类 34.9 克
蛋白质 28.7 克
脂肪 4.8 克

营养功效

牛肉含有丰富的蛋白质、氨基酸等成分，能提高机体抗病能力，是糖尿病患者补充机体营养的食用佳品。

奶味软饼

原料：

鸡蛋1个，牛奶150毫升，面粉100克，黄豆粉80克

调料：

盐少许，食用油适量

做法

1 锅中注水烧热，倒入牛奶、盐和黄豆粉，搅成糊状，打入鸡蛋，搅散，制成鸡蛋糊，盛出。

2 将面粉倒入碗中，放入鸡蛋糊，搅拌匀，制成面糊，注入适量清水，搅拌均匀，静置待用。

3 平底锅烧热，注入食用油，取少许面糊，放入锅中，用木铲压平，煎片刻，再倒入剩余面糊，压平，制成饼状，翻动面饼，转动平底锅，煎香。

4 将面饼翻面，煎至两面熟透，关火盛出即可。

能量计算

热量约 3698.7 千焦
糖类 110.2 克
蛋白质 48.5 克
脂肪 26.3 克

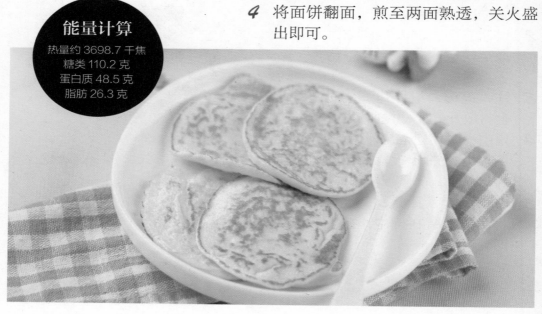

营养功效

黄豆中的膳食纤维可降低血浆胆固醇、调节胃肠功能，有效促进胆固醇的排泄，能预防糖尿病并发高脂血症及冠心病等。

水果豆腐沙拉

原料：

橙子40克，日本豆腐70克，猕猴桃30克，圣女果25克，酸奶30毫升

做法

1 将日本豆腐去除外包装，切成棋子块。

2 分别将洗好的猕猴桃、圣女果、橙子切成片。

3 锅中注水，用大火烧开，放入豆腐，煮至其熟透。

4 把煮好的日本豆腐捞出，装入盘中。

5 把切好的水果放在豆腐块上，淋上酸奶即可。

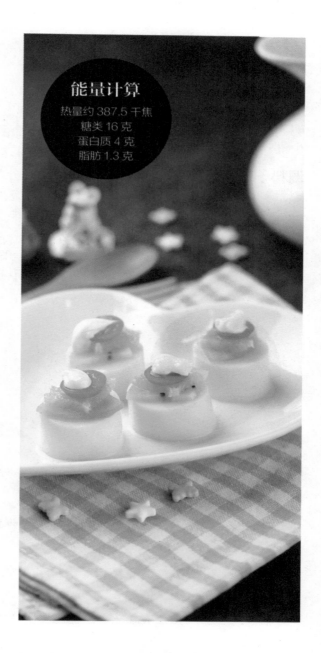

能量计算

热量约 387.5 千焦
糖类 16 克
蛋白质 4 克
脂肪 1.3 克

营养功效

猕猴桃可以有效调节血糖代谢，且含有丰富的维生素 C，能预防糖尿病并发的心脑血管疾病及感染性疾病。

葱扒蒜蓉茄子

原料：

茄子200克，蒜末、葱花各
少许

调料：

陈醋5毫升，生抽、食用油
各适量

做法

1 洗净的茄子对半切开，切条，待用。

2 电蒸锅注水烧开，放上茄条，加盖蒸
  15分钟。

3 揭盖，取出茄条，往茄条上淋上生抽、
  陈醋。

4 放上蒜末、葱花，铺平，热锅注入适
  量食用油，烧至七成热。

5 关火后盛出烧好的油，浇在葱花上
  即可。

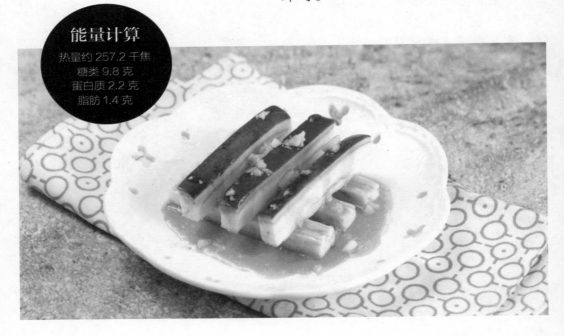

能量计算

热量约 257.2 千焦
糖类 9.8 克
蛋白质 2.2 克
脂肪 1.4 克

营养功效

茄子的热量极低，其所含的膳食纤维可增强人体饱腹感，有助于糖尿病
患者稳定餐后血糖。

虾菇油菜心

原料：

小油菜100克，鲜香菇60克，虾仁50克，姜片、葱段、蒜末各少许

调料：

盐、鸡粉各3克，料酒3毫升，水淀粉、食用油各适量

做法

1 香菇切片；虾仁挑去虾线，放少许盐、鸡粉、水淀粉和食用油，拌匀腌渍入味。

2 锅中注水烧开，放入盐、鸡粉、小油菜，煮至断生捞出；放入香菇，煮半分钟捞出。

3 用油起锅，放入姜片、蒜末、葱段，大火爆香，倒入香菇、虾仁，翻炒匀。

4 淋入少许料酒，翻炒至虾身呈淡红色，加入盐、鸡粉调味，炒片刻至食材熟透。

5 取一盘，摆上小油菜，盛出锅中食材，摆好盘即成。

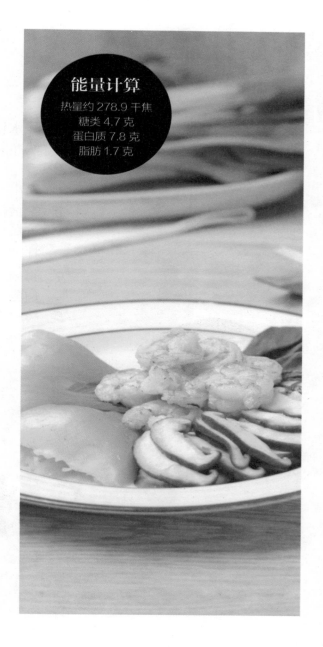

能量计算

热量约278.9千焦
糖类4.7克
蛋白质7.8克
脂肪1.7克

营养功效

小油菜为低脂肪蔬菜，而且含有较多的膳食纤维，能与食物中的胆固醇及三酰甘油结合，有助于排出体内的毒素，改善人体的新陈代谢。

香菇拌扁豆

原料：

鲜香菇60克，扁豆100克

调料：

盐、鸡粉各4克，芝麻油4毫升，白醋、食用油各适量

做法

1　开水锅中，加少许盐、食用油，放入洗净的扁豆，略煮片刻后捞出。

2　香菇倒入沸水锅中，搅匀，煮半分钟，捞出。

3　把放凉的香菇、扁豆切长条；香菇装入碗中，加适量盐、鸡粉、芝麻油，拌匀。

4　将扁豆装入碗中，加入适量盐、鸡粉、白醋、芝麻油，拌匀。

5　将拌好的扁豆装入盘中，再放上香菇即可。

能量计算

热量约 465.2 千焦
糖类 11.3 克
蛋白质 4 克
脂肪 5.4 克

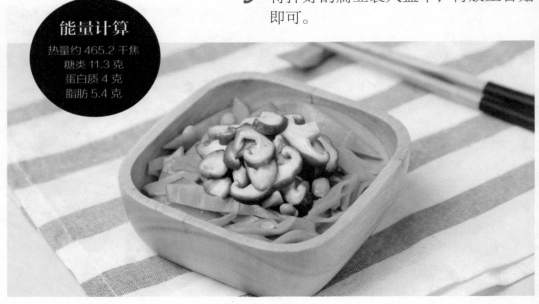

营养功效

香菇可抑制体内胆固醇的堆积，有降脂降糖的作用，采用凉拌的方式烹饪，能控制热量的摄入，有防治糖尿病的食疗功效。

牛奶炒三丁

原料：

猪里脊肉170克，豌豆70克，红椒30克，蛋清75克，牛奶80毫升

调料：

盐、生粉各2克，料酒2毫升，食用油适量

做法

1. 红椒切小块；猪肉剁碎，加适量盐、料酒拌匀，腌10分钟。

2. 锅中注水烧开，倒入豌豆，加适量盐、食用油拌匀，再倒入红椒，煮至断生，捞出食材。

3. 用油起锅，倒入猪里脊肉，炒至变色，关火后盛出待用。

4. 牛奶倒入碗中，加少许盐、生粉拌匀，再倒入蛋清，拌匀，制成蛋奶液。

5. 用油起锅，倒入蛋奶液，炒散，放入肉末、豌豆和红椒炒散，盛出即可。

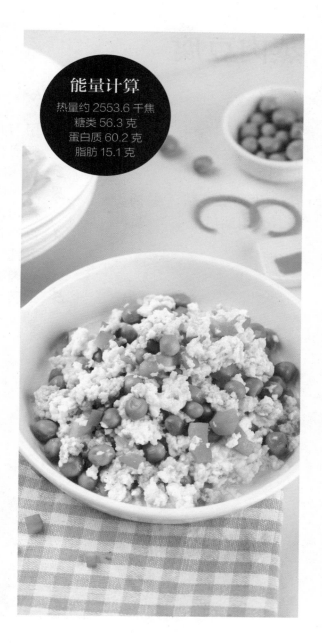

能量计算

热量约 2553.6 千焦
糖类 56.3 克
蛋白质 60.2 克
脂肪 15.1 克

营养功效

牛奶中的镁、钾、锌、硒等矿物质，能有效预防糖尿病患者发生心脏病及高血压病变，糖尿病患者可每日少量饮用牛奶。

蒸肉豆腐

原料：

鸡胸肉120克，豆腐100克，鸡蛋1个，葱末少许

调料：

盐、生粉各2克，生抽2毫升，食用油适量

做法

1. 用刀将洗净的豆腐压碎，剁成泥；鸡胸肉切成丁；鸡蛋打入碗中调匀。
2. 用榨汁机把鸡肉绞成肉泥，装盘备用。
3. 将鸡肉泥倒入碗中，加入蛋液、葱末，拌匀，再加入盐、生抽、生粉，搅拌均匀。
4. 豆腐泥装入碗中，加少许盐拌匀，倒入抹上少许食用油的碗中，加入蛋液鸡肉泥，抹平。
5. 把碗放入烧开的蒸锅中，用中火蒸熟即可。

能量计算

热量约 1366.5 千焦
糖类 8.6 克
蛋白质 38 克
脂肪 15.1 克

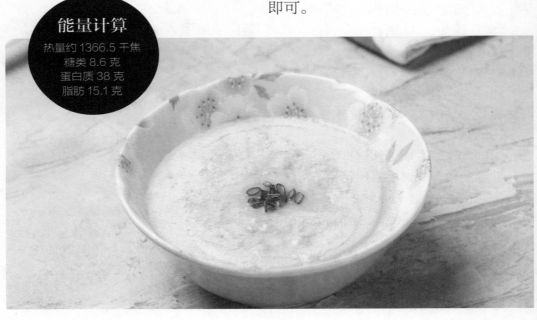

营养功效

豆腐中的大豆蛋白可以显著降低血浆胆固醇，能有效预防糖尿病并发高脂血症。

莴笋炒瘦肉

原料：

莴笋200克，瘦肉120克，葱段、蒜末各少许

调料：

盐2克，鸡粉、白胡椒粉各少许，料酒3毫升，生抽4毫升，水淀粉、芝麻油、食用油各适量

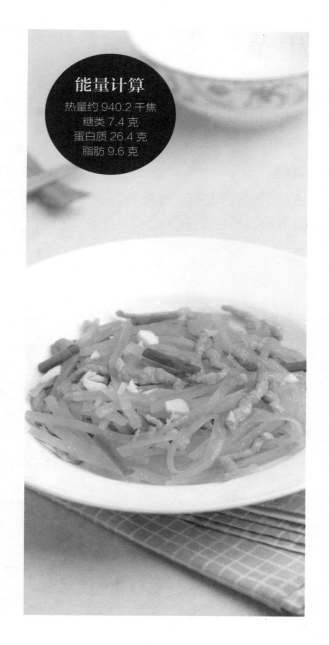

能量计算
热量约940.2千焦
糖类7.4克
蛋白质26.4克
脂肪9.6克

做法

1　将莴笋、瘦肉切丝。

2　肉丝加入少许盐、料酒、白胡椒粉、生抽、水淀粉、食用油拌匀，腌渍一会儿，待用。

3　用油起锅，倒入腌渍好的肉丝，炒匀，至其转色。

4　撒上葱段、蒜末，炒出香味，倒入莴笋丝，炒匀炒透。

5　加入少许盐，放入鸡粉，炒匀调味，注入少许清水，炒匀。

6　用水淀粉勾芡，至食材熟透，淋入芝麻油，炒香，关火后盛入盘中，摆好盘即可。

营养功效

莴笋含有蛋白质、维生素等营养成分，且膳食纤维丰富，能够减少肠道对葡萄糖的吸收，有助于控制餐后血糖。

生菜鱼肉

原料：

鲮鱼500克，生菜200克，小葱2根，姜5克

调料：

生粉10克，芝麻油3毫升，胡椒粉3克，盐4克

做法

1 葱、姜切碎，生菜切丝；鲮鱼去头、骨，切成泥。

2 将鱼肉放入碗中，加入适量姜末、葱花、盐、生粉，拌匀，注入适量清水，拌匀。

3 鱼肉摔打至起胶，平铺在碟子上。

4 用筷子将鱼肉小块削进热水锅中，边煮边搅拌，当鱼肉呈条状并浮起后加入盐、胡椒粉，倒入生菜丝，转小火。

5 倒入芝麻油，适当搅拌一会儿，盛出装碗即可。

能量计算

热量约 2296.9 千焦
糖类 8.2 克
蛋白质 95 克
脂肪 14.3 克

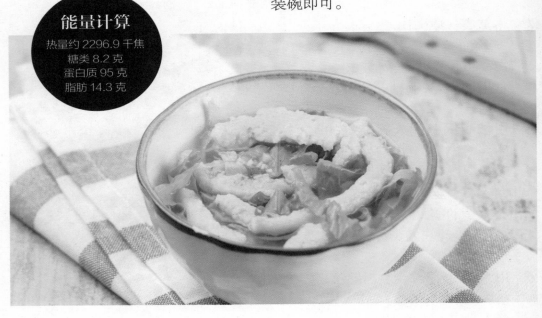

营养功效

生菜中含有镁、磷、钙、铁等多种矿物质，可促进糖类代谢，对降低血糖有一定的作用。

菟丝子五味子茶

原料：

菟丝子、五味子各5克

做法

1. 砂锅中注入适量清水烧开，倒入准备好的菟丝子和五味子。

2. 盖上盖，用小火煮20分钟，至其析出有效成分。

3. 揭盖，搅动片刻。

4. 把煮好的药茶盛出，倒入杯中即可。

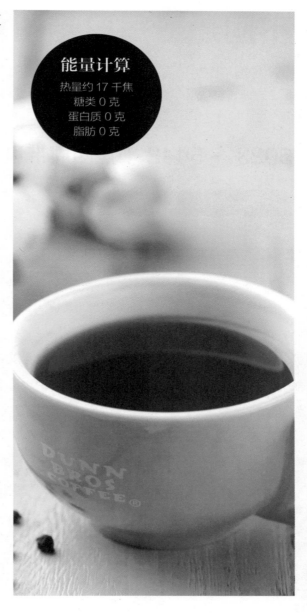

能量计算
热量约17千焦
糖类0克
蛋白质0克
脂肪0克

营养功效

菟丝子含有生物碱、香豆素、黄酮等成分，可增强机体新陈代谢，对糖尿病有辅助治疗的作用。

不同热量每日带量食谱推荐

根据不同热量需求，制定变化多样的每日带量食谱，让糖尿病患者在控制热量摄入的同时，也能享受多样的美食，体会多样的味觉感受，让饮食不再单调。

5023～5442 千焦四周带量食谱推荐

第一周		
周一	早餐	馅饼（白菜、面粉各50克）；煮鸡蛋1个；凉拌黄瓜（黄瓜100克）
	中餐	米饭（大米50克）；清炒莴笋（莴笋100克）；白萝卜肉丝汤（肉丝50克、白萝卜100克）
	晚餐	黑米饭（黑米10克，大米40克）；豆芽炒鸡丝（鸡丝50克、豆芽150克）；豆浆200毫升
周二	早餐	全麦面包（大麦粉50克）；脱脂牛奶250毫升；凉拌菠菜（菠菜100克）
	中餐	家常饼（面粉50克）；茯苓鸽肉煲（鸽肉100克，青菜50克，茯苓10克）；凉拌海带丝（海带丝150克）
	晚餐	米饭（大米50克）；青椒炒肉（青椒100克，猪瘦肉50克）；松子炒丝瓜（丝瓜100克、松子10克）
	睡前加餐	苹果50克
周三	早餐	青菜面（面粉50克，青菜30克）；油泼生菜（生菜100克）；黑豆豆浆200毫升
	中餐	二米饭（小米20克，大米50克）；白灼鸭肉烧冬瓜（鸭肉、冬瓜各100克）；炒上海青（上海青100克）
	晚餐	烧饼（面粉30克）；蒜苗炒空心菜（空心菜100克，蒜苗70克）；鸡蛋1个

周四	早餐	肉末煎饼（面粉、瘦肉各50克）；嫩玉米棒100克；脱脂牛奶250毫升
	中餐	三豆山药粥（大米20克，黄豆、红豆、黑豆各10克，山药50克）；三文鱼金针菇卷（三文鱼50克、金针菇100克）
	下午加餐	苏打饼干50克
	晚餐	牛肉面（牛肉50克，面条30克）；红油海带花（海带花100克）；冬瓜烧香菇（冬瓜、香菇各50克）
	睡前加餐	樱桃50克
周五	早餐	木瓜豆浆200毫升；香脆薄饼（面粉50克）
	中餐	米饭（大米50克）；清炖鲢鱼（鲢鱼、白菜各100克）；杏鲍菇扣西蓝花（杏鲍菇、西蓝花各100克）
	晚餐	香菇肉饺（瘦肉、面粉各50克，香菇100克）；清炒包菜（包菜100克）
	睡前加餐	草莓50克
周六	早餐	脱脂牛奶250毫升；花卷（面粉50克）；蒜泥蒸茄子（茄子100克）
	中餐	荞麦饭（荞麦、大米各25克）；口蘑炒肉（猪瘦肉50克，口蘑100克）；冬瓜老鸭汤（冬瓜、鸭肉各100克）
	晚餐	蔬杂饭（燕麦15克，小米35克，生菜100克）；白菜炒菌菇（白菜、香菇各50克）
	睡前加餐	苹果橘子泥（苹果、橘子各30克）
周日	早餐	发糕（面粉50克）；拌豆腐丝（豆腐丝100克）；脱脂牛奶250毫升
	中餐	山药饭（大米、山药各50克）；炒三丁（莴笋、豆腐干、胡萝卜各50克）；西红柿炖鲫鱼（西红柿、鲫鱼各100克）
	晚餐	馒头（面粉50克）；花菜炒鸡片（花菜、鸡肉各50克）；拌黄瓜（黄瓜50克）

第二周		
周一	早餐	小笼包（瘦肉、面粉、胡萝卜各50克）；煮鸡蛋1个；凉拌海带丝（海带丝100克）
	上午加餐	脱脂牛奶250毫升
	中餐	玉米饼（玉米粉、面粉各25克）；洋葱炒鸡（洋葱100克，鸡肉50克）；清淡萝卜汤（白萝卜100克）
	晚餐	牛肉面（牛肉20克，面条、青菜各50克）；白灼白菜心（白菜心100克）
周二	早餐	全麦面包（大麦粉50克）；燕麦芝麻豆浆200毫升；拌西蓝花（西蓝花100克）
	中餐	葱花卷（面粉50克）；白萝卜牡蛎汤（白萝卜100克，牡蛎1个）；肉末蒸丝瓜（肉末50克，丝瓜100克）
	晚餐	米饭（大米30克）；脆皮黄瓜（黄瓜100克）；苋菜鸡丝（苋菜100克，鸡丝50克）
	睡前加餐	杂粮饼干30克
周三	早餐	飘香脆饼（面粉50克）；鳕鱼蒸鸡蛋（鳕鱼20克，鸡蛋1个）；豆浆200毫升
	中餐	香米饭团（大米50克）；清炒茼蒿（茼蒿150克）；山药猪血汤（山药100克，猪血50克）
	晚餐	紫菜饭团（紫菜、小米各50克）；青椒鱿鱼丝（青椒100克，鱿鱼丝30克）；豆腐羹（豆腐100克）
	睡前加餐	菠萝50克

周四	早餐	玉米馒头（玉米粉、面粉各25克）；凉拌木耳（木耳100克）；鸡蛋1个
	中餐	橄榄油米饭（大米50克）；兔肉烧胡萝卜（兔肉50克，胡萝卜100克）；醋烹豆芽菜（豆芽100克）
	下午加餐	樱桃牛奶露（樱桃50克，脱脂牛奶250毫升）
	晚餐	双米蒸饭（黑米、大米各25克）；红烧豆腐（豆腐100克）；莴笋筒骨汤（莴笋100克，筒骨50克）
	睡前加餐	清拌火龙果（火龙果50克）

周五	早餐	家常蒸面条（面粉50克）；香浓黑豆浆200毫升
	中餐	松仁双米饭（大米、黑米各25克）；木瓜鲫鱼汤（木瓜、鲫鱼各100克）；白菜蒸豆腐（白菜100克，豆腐50克）
	晚餐	青菜肉丝炒面（青菜100克，肉丝、面条各50克）；香菇烧丝瓜（香菇50克，丝瓜100克）
	睡前加餐	苹果50克

周六	早餐	清蒸山楂焦米（山楂15克，大米50克）；醋泡黄豆（黄豆100克）；干煸菠菜（菠菜100克）
	中餐	电饭煲蘑菇饭（香菇、大米各50克）；海带鳕鱼汤（海带50克，鳕鱼100克）
	晚餐	凉拌生菜（生菜100克）；家常肉饼（面粉、瘦肉、黄瓜各50克）
	睡前加餐	黑芝麻酸奶（黑芝麻15克，酸奶250毫升）；苹果50克

周日	早餐	青菜烫饭（青菜100克，大米50克）；肉末蒸蛋（瘦肉50克，鸡蛋1个）
	中餐	茄泥烩饭（茄子100克，大米、小米各25克）；山药乌鸡汤（山药100克，乌鸡50克）
	下午加餐	脱脂牛奶250毫升
	晚餐	西葫芦玉米饼（玉米粉、面粉各25克，西葫芦100克）；凉拌紫甘蓝（紫甘蓝100克）

	第三周	
周一	早餐	花生卷包（花生、面粉各 50 克）；素拌芹菜（芹菜 100 克）；酸奶 250 毫升
	中餐	胡萝卜炒饭（胡萝卜、大米各 50 克）；山药乌鸡汤（山药 100 克，乌鸡 50 克）
	晚餐	肉末青菜面（青菜 100 克，肉末、面条各 50 克）；香菇蒸鹌鹑（香菇 100 克，鹌鹑 50 克）
周二	早餐	玉米饼（玉米粉、面粉各 25 克）；爽口黄瓜块（黄瓜 100 克）；鸡蛋 1 个；豆浆 200 毫升
	上午加餐	清爽柠檬茶（柠檬 50 克）
	中餐	薏米饭（薏米、大米各 25 克）；带鱼烧白萝卜丝（带鱼、白萝卜各 100 克）；蒜蓉生菜（生菜 150 克）
	晚餐	全麦餐包（荞麦粉、面粉各 25 克）；奶香芹菜（芹菜 100 克，奶粉 30 克）
周三	早餐	生煎包（瘦肉 50 克，香菇 100 克，面粉 50 克）；原味酸奶 250 毫升
	中餐	炒面片（面粉 50 克）；丝瓜炖豆腐（丝瓜、豆腐各 50 克）；紫甘蓝包菜汁（紫甘蓝、包菜 50 克）
	晚餐	洋葱鱿鱼炖饭（洋葱 100 克，鱿鱼、大米各 50 克）；山楂木耳蒸鸡（山楂 10 克，木耳 100 克，鸡肉 50 克）
	睡前加餐	番石榴 30 克

周四	早餐	炒馒头（面粉 50 克）；橄榄油拌西芹玉米（西芹、玉米粒各 50 克）
	中餐	酥煎鳕鱼意面（鳕鱼、意面各 50 克）；胡萝卜丝（胡萝卜 100 克）；马齿苋肉片汤（马齿苋 100 克，瘦肉 50 克）
	下午加餐	草莓牛奶羹（草莓 50 克，脱脂牛奶 250 毫升）
	晚餐	洋葱煎包（洋葱 100 克，面粉、鸡肉各 50 克）；丝瓜烧花菜（丝瓜、花菜各 50 克）
	睡前加餐	猕猴桃苹果泥（猕猴桃、苹果各 25 克）

周五	早餐	燕麦饼（燕麦、面粉各 25 克）；凉拌黄瓜（黄瓜 100 克）；豆浆 200 毫升
	上午加餐	饼干棒 25 克
	中餐	蛋炒饭（鸡蛋 1 个，大米 50 克）；蛤蜊炒双瓜（蛤蜊 50 克，丝瓜、冬瓜各 100 克）；花生拌鸭胗（花生、鸭胗各 50 克）
	晚餐	家常面（面条 40 克）；香菇松仁炒西葫芦（香菇 50 克，西葫芦 100 克，松仁 10 克）

周六	早餐	双豆芝麻豆浆 200 毫升；姜汁拌菠菜（菠菜 100 克）；花卷（面粉 50 克）
	中餐	家常米饭（大米 50 克）；板栗焖鸭（板栗 50 克，鸭肉 100 克）；清炒芦笋丝（芦笋 100 克）
	晚餐	茄盒烩饭（茄子 60 克，大米、瘦肉各 50 克）；小炒香菇黄瓜条（香菇 70 克，黄瓜 100 克）
	睡前加餐	樱桃果冻（樱桃 50 克）

周日	早餐	荞麦馒头（面粉、荞麦粉各 25 克）；洋葱炒鸡蛋（洋葱 100 克，鸡蛋 1 个）；脱脂牛奶 250 毫升
	中餐	米饭（大米 50 克）；柠檬蒸鳕鱼（柠檬、鳕鱼各 50 克）；黄豆芽排骨汤（黄豆芽 150 克，排骨 50 克）
	下午加餐	苹果 50 克
	晚餐	香葱烧饼（面粉 50 克）；清炒杂蔬（茄子 100 克，青椒、花菜各 50 克）

第四周		
周一	早餐	萝卜丝饼（面粉50克，萝卜100克）；凉拌黑木耳（黑木耳50克），豆浆200毫升
	中餐	二米饭（大米、小米各25克）；姜汁蒸鸡（生姜10克，鸡肉100克）；丝瓜烧豆腐（豆腐、丝瓜各100克）
	晚餐	米饭（大米50克）；西芹花菜炒肉片（瘦肉、花菜各50克，芹菜100克）
周二	早餐	玉米包（玉米、面粉各50克）；橄榄油菠菜沙拉（菠菜100克，橄榄油10克）；脱脂牛奶150毫升
	上午加餐	柠檬猕猴桃果饮（柠檬10克，猕猴桃50克，酸奶100毫升）
	中餐	苋菜烙饼（苋菜100克，面粉50克）；葱香带鱼（带鱼50克）；板栗土鸡汤（板栗70克，鸡肉50克）
	晚餐	洋葱炒鸡蛋（洋葱100克，鸡蛋1个），醋香包菜（包菜100克）
周三	早餐	吐司（面粉50克）；脱脂牛奶250毫升；爽口萝卜片（白萝卜100克）
	中餐	杂粮饭（黑米、薏米、燕麦各10克，大米20克）；柠檬鸭（柠檬10克，鸭肉50克，胡萝卜100克）；鸡丝西蓝花（鸡肉50克，西蓝花100克）
	晚餐	小笼包（瘦肉、面粉、包菜各50克）；清炒莴笋丝（莴笋100克，青椒50克）
	睡前加餐	火龙果50克

周四	早餐	包菜卷（包菜100克，面粉、香菇各50克）；飘香双豆饮200毫升；凉拌海带丝（海带100克）
	中餐	板栗烧鸡饭（板栗、鸡肉、大米各50克）；花蛤紫菜汤（蛤蜊50克，紫菜100克）
	下午加餐	菠萝酸奶（菠萝30克，酸奶250毫升）
	晚餐	三文鱼炒饭（三文鱼50克，大米40克）；拌炒青瓜（黄瓜100克）
	睡前加餐	苏打饼干25克

周五	早餐	豆渣鸡蛋饼（豆腐、面粉各50克，鸡蛋1个）；醋拌海带丝（海带100克）
	上午加餐	姜汁撞奶（生姜10克，脱脂牛奶250毫升）
	中餐	黄金饭（小米20克，大米30克）；洋葱炒鳝鱼（洋葱、鳝鱼各50克）；白萝卜炖鹌鹑（白萝卜、鹌鹑各50克）
	晚餐	青菜面（面条50克，生菜100克），黄瓜拌豆皮（豆皮50克，黄瓜100克）

周六	早餐	胡萝卜豆浆200毫升；荞麦发糕（荞麦粉、面粉各25克）；蒜调小菠菜（菠菜100克）
	中餐	松子炒饭（鸡蛋1个，松仁10克，大米50克）；香菇煨滑鸡（香菇100克，鸡肉50克）
	晚餐	生煎包（面粉、瘦肉各50克，白菜100克）；茄汁烧花菜（茄子50克，花菜100克）
	睡前加餐	草莓50克

周日	早餐	馄饨（面粉、瘦肉各50克，生菜100克）；蒜蓉海带结（海带100克）；豆浆200毫升
	中餐	青菜面（面条50克，青菜100克）；西葫芦鸡丝汤（西葫芦100克，鸡肉50克）
	晚餐	香煎薄饼（面粉50克）；扁贝拌菠菜（扁贝50克，菠菜100克）

5860 ～ 6279 千焦四周带量食谱推荐

第一周		
周一	早餐	烧饼（面粉50克）；菠菜蒸蛋（菠菜100克，鸡蛋1个）；拌豆腐丝（豆腐100克）
	上午加餐	酸奶樱桃山药泥（酸奶250毫升，樱桃、山药各50克）
	中餐	洋葱炒饭（洋葱、大米各100克）；乌鸡板栗汤（乌鸡、板栗各50克）
	晚餐	西蓝花沙拉（西蓝花100克）；鸡肉小馄饨（鸡肉、面粉各50克）
周二	早餐	玉米面包（玉米粉25克，面粉50克）；豆浆200毫升；鸡蛋1个
	中餐	肉羹饭（瘦肉50克，大米75克）；鲜香菇烩丝瓜（香菇、丝瓜各100克）；兔肉胡萝卜煲（兔肉50克，胡萝卜100克）
	晚餐	松仁山药饭（松仁10克，大米、山药各50克）；炝炒杂蔬（木耳、洋葱、白菜各50克）
周三	早餐	脱脂牛奶250毫升；燕麦苦瓜酿（燕麦50克，苦瓜100克）
	上午加餐	牡蛎蒸蛋羹（牡蛎、鸡蛋各1个）
	中餐	玉米面条（玉米粉、面粉各50克）；鱼骨白菜汤（鱼肉50克，白菜100克）；青椒烧茄子（青椒、茄子各50克）
	晚餐	香煎薄饼（面粉50克）；山药泥拌豆腐（山药、豆腐各100克）

周四	早餐	鸡蓉玉米面（鸡肉、面粉各50克，玉米粉25克）；香奶小白菜（脱脂牛奶250毫升，白菜100克）
	中餐	蛋炒饭（鸡蛋1个，大米75克）；醋溜西葫芦（西葫芦100克）；冬瓜排骨汤（冬瓜100克，排骨50克）
	下午加餐	黄瓜西蓝花沙拉（黄瓜40克，西蓝花30克，圣女果30克）
	晚餐	发糕（面粉50克）；姜汁拌空心菜（生姜10克，空心菜100克）
	睡前加餐	草莓50克

周五	早餐	肉末拌面（瘦肉、面条、菠菜各50克）；蒸茄泥（茄子100克）
	上午加餐	木耳黑米豆浆200毫升
	中餐	黄金米饭（小米25克，大米50克）；鸡汤煮千张丝（千张丝100克）；蛤蜊炒丝瓜（蛤蜊50克，丝瓜100克）
	晚餐	柠檬薏米羹（柠檬10克，薏米75克）；茼蒿木耳炒肉（茼蒿100克，木耳、瘦肉各50克）

周六	早餐	菌菇蛋羹（鸡蛋1个，香菇100克）；脱脂牛奶250毫升；银丝卷（面粉50克）
	中餐	苦瓜肉丝炒面（苦瓜、面条各100克，瘦肉50克）；山药鸡丝（山药100克，鸡肉50克）；橄榄油拌秋葵（秋葵100克）
	晚餐	绿豆饭（绿豆、大米各25克）；蒜蓉莴笋叶（莴笋100克）

周日	早餐	面包（面粉50克）；豆浆200毫升；醋酸萝卜条（白萝卜100克）
	中餐	米饭（大米75克）；花菜炒鹌鹑蛋（花菜100克，鹌鹑蛋50克）；香菇冬瓜鸡汤（香菇、鸡肉各50克，冬瓜100克）
	下午加餐	草莓50克
	晚餐	烧饼（面粉75克，肉末50克）；木耳烧包菜（木耳50克，包菜100克）

周一	早餐	肉泥洋葱饼（面粉、瘦肉各50克，洋葱100克）；豆浆200毫升
	中餐	米饭（大米100克）；豆腐香菇鲢鱼汤（鲢鱼、豆腐、香菇各50克）；茼蒿拌鸡丝（茼蒿100克，鸡肉50克）
	晚餐	葱花卷（面粉50克）；芥蓝炒冬瓜（芥蓝、冬瓜各100克）

周二	早餐	凉拌木耳（木耳100克）；脱脂牛奶250毫升；发糕（面粉50克）
	上午加餐	枸杞菊花茶（枸杞5克，菊花3克）
	中餐	葱油面（面条、青菜各100克）；玉米胡萝卜汤（玉米、胡萝卜各100克）；香煎鸡米花（鸡肉100克）
	晚餐	小笼包（面粉、瘦肉各50克）；清炒生菜（生菜100克）

周三	早餐	全麦面包（面粉50克）；脱脂奶鸡蛋羹（鸡蛋1个，脱脂牛奶100毫升）
	中餐	黄瓜饼（黄瓜50克，面粉100克）；杏仁豆腐（杏仁30克，豆腐70克）；白菜木耳炒肉丝（白菜100克，木耳、肉丝各50克）
	下午加餐	原味酸奶（150毫升）
	晚餐	香菇木耳焖饭（香菇、木耳、大米各50克）；肉末空心菜（瘦肉50克，空心菜100克）

周四	早餐	西葫芦夹芯饼（西葫芦100克，面粉50克）；豆浆200毫升；蒸蛋羹（鸡蛋1个）
	上午加餐	苹果汁（苹果50克）
	中餐	燕麦米饭（燕麦25克，大米50克）；焖炒包菜（包菜100克）；鱼片豆腐汤（鱼肉、豆腐、白菜各50克）
	晚餐	山药荞麦面（山药100克，荞麦粉25克，面粉40克），肉末莴笋（莴笋100克，肉末50克）
	睡前加餐	苏打饼干25克
周五	早餐	玉米面胡萝卜蒸饺（玉米粉25克，面粉、瘦肉各50克，胡萝卜100克）；凉拌海带丝（海带丝100克）
	上午加餐	牛奶杏仁露（脱脂牛奶250毫升，杏仁10克）
	中餐	鳝鱼羹面（鳝鱼50克，面条75克）；紫菜炖豆腐（紫菜100克，豆腐100克）
	晚餐	馒头（面粉50克）；木耳鸡蛋西蓝花（木耳50克，鸡蛋1个，西蓝花50克）
周六	早餐	水果蔬菜沙拉（黄瓜、圣女果、苹果各50克）；玉米饼（玉米粒、面粉各50克）
	中餐	鸡丝拌面（鸡丝50克，面条75克）；蘑菇排骨汤（蘑菇100克，排骨50克）
	下午加餐	猕猴桃奶昔（猕猴桃50克，脱脂牛奶250毫升）
	晚餐	木耳鸡蛋炒饭（木耳100克，鸡蛋1个，大米75克）；凉拌秋葵（秋葵100克）
周日	早餐	菠菜蒸蛋（菠菜100克，鸡蛋1个）；山药豆浆200毫升；蔬菜包（面粉、白菜各50克）
	中餐	米饭（大米75克）；香菌烩丝瓜（香菇、丝瓜各50克）；茼蒿鱼头块（茼蒿100克，鱼肉50克）
	晚餐	苦瓜荞麦饭（大米、苦瓜各50克，荞麦25克）；洋葱小炒肉（瘦肉50克，洋葱100克）

第三周		
周一	早餐	馒头（面粉50克）；木耳拍黄瓜（木耳、黄瓜各50克）；豆浆200毫升
	上午加餐	火龙果50克
	中餐	荷兰豆鸡蛋面（荷兰豆50克，鸡蛋1个，面条75克）；排骨汤（青菜100克，排骨50克）
	晚餐	鸡肉馅饼（鸡肉50克，洋葱100克，面粉75克）；丝瓜烧板栗（丝瓜100克，板栗50克）

周二	早餐	西葫芦蛋饺（西葫芦100克，鸡蛋1个，面粉50克）；凉拌莴笋条（莴笋100克）
	上午加餐	酸奶250毫升
	中餐	米饭（大米75克）；冬瓜牡蛎汤（冬瓜100克，牡蛎50克）；蒜蓉豌豆苗（豌豆苗100克）
	晚餐	肉末焖面（面条75克，肉末50克）；杏仁拌茼蒿（杏仁10克，茼蒿100克）

周三	早餐	烧饼（面粉50克）；红白萝卜黄瓜沙拉（胡萝卜、白萝卜、黄瓜各50克）；鳕鱼蒸蛋（鳕鱼50克，鸡蛋1个）
	上午加餐	脱脂牛奶250毫升
	中餐	洋葱牛肉炒饭（洋葱100克，牛肉50克，大米75克）；橙香山药丁（橙子50克，山药100克）
	晚餐	烙饼（面粉75克）；蒜蓉蒸西葫芦（西葫芦100克）

周四	早餐	西蓝花炖饭（西蓝花100克，大米75克）；煎蛋（鸡蛋1个）；豆浆250毫升
	中餐	糙米饭（糙米25克，大米50克）；山药鳝鱼汤（山药100克，鳝鱼50克）；魔芋烩时蔬（魔芋豆腐、冬瓜、香菇各50克）
	下午加餐	山楂果茶（山楂15克）
	晚餐	牛肉面（牛肉、面条各50克）；丝瓜焖黄豆（丝瓜100克，黄豆50克）

周五	早餐	葱花卷（面粉75克）；茶叶蛋1个；燕麦黑芝麻豆浆200毫升
	上午加餐	猕猴桃50克
	中餐	米饭（大米75克）；松仁玉米炒黄瓜丁（松仁50克，玉米、黄瓜各100克）；木耳鱿鱼汤（木耳100克，鱿鱼50克）
	晚餐	肉糜薄饼（瘦肉、面粉各50克）；香菇炒西蓝花（香菇、西蓝花各100克）

周六	早餐	西葫芦炒面（西葫芦100克，面条50克，鸡蛋1个）；脱脂牛奶250毫升
	中餐	杂粮饭（荞麦、大米、燕麦各25克）；蛤蜊豆腐汤（蛤蜊50克，豆腐100克）；鸡丝荷兰豆（鸡丝50克，荷兰豆100克）
	晚餐	花卷（面粉75克）；香菇扒茼蒿（香菇、茼蒿各100克）
	睡前加餐	苹果50克

周日	早餐	燕麦粥（燕麦、小米各25克）；蒜泥黑木耳（木耳100克），豆浆200毫升
	中餐	烧饼（面粉75克）；山药胡萝卜炖鸡块（山药、胡萝卜各50克，鸡肉100克）；茄汁西蓝花（茄子50克，西蓝花100克）
	晚餐	青菜面（白菜50克，面条75克）；山楂豆腐（山楂10克，豆腐100克）

第四周		
周一	早餐	纳豆荞麦面（纳豆100克，荞麦粉25克，面粉50克）；鸡蛋1个
	上午加餐	火龙果奶昔（火龙果50克，脱脂牛奶250毫升）
	中餐	米饭（大米75克）；草菇蒸乌鸡（草菇100克，乌鸡50克）；红油莴笋丝（莴笋100克）
	晚餐	小笼包（瘦肉、面粉各50克）；豆腐水果沙拉（豆腐、苹果各50克）；姜丝蒸冬瓜（生姜5克，冬瓜100克）
周二	早餐	全麦面包（大麦粉、面粉各25克）；茶叶蛋（鸡蛋1个）
	上午加餐	樱桃酸奶（酸奶250毫升，樱桃50克）
	中餐	家常汤面（面条75克，生菜100克）；魔芋烧豆腐（魔芋100克，豆腐50克）；焗烤玉米牛肉（玉米100克，牛肉50克）
	晚餐	鸡丝饼（面粉75克，鸡丝50克）；豆皮拌豆苗（豆皮50克，豆苗100克）
周三	早餐	馒头（面粉50克）；凉拌海带结（海带100克）；太阳花煎蛋（鸡蛋1个），豆浆200毫升
	中餐	燕麦饭（燕麦25克，大米50克）；荷兰豆炒鸭胗（荷兰豆100克，鸭胗50克）；清蒸鲈鱼鲜（鲈鱼、豌豆苗各50克）
	晚餐	焦黄饼卷（面粉75克）；芹菜豆皮干（芹菜100克，豆皮50克）；鸡丝炒金针菇（鸡丝50克，金针菇100克）
	睡前加餐	草莓50克

周四	早餐	葱花卷（面粉 50 克）；素炒小萝卜（萝卜 100 克）
	上午加餐	水果沙拉（苹果、火龙果各 25 克，酸奶 250 毫升）
	中餐	米饭（大米 75 克）；豌豆苗烩豆腐（豌豆苗、豆腐各 100 克）；魔芋丝炖鸡（鸡肉、魔芋各 100 克）
	晚餐	山药焖饭（山药 100 克，大米 75 克）；肉末蒸菜心（肉末 50 克，菜心 100 克）
周五	早餐	烤牛肉饼（牛肉、面粉、胡萝卜各 50 克）；清凉姜汁黄瓜片（生姜 15 克，黄瓜 100 克）
	上午加餐	脱脂牛奶 250 毫升
	中餐	干拌面（面条 75 克）；草菇炒花菜（草菇、花菜各 50 克）；洋葱烩鲈鱼（洋葱 100 克，鲈鱼 50 克）
	晚餐	手工馍（面粉 75 克）；蛋香烤杂蔬（鸡蛋 1 个，西蓝花、紫甘蓝、西葫芦各 50 克）
周六	早餐	白菜包（白菜 100 克，面粉 50 克）；鳕鱼蒸蛋（鳕鱼 50 克，鸡蛋 1 个）
	上午加餐	脱脂牛奶 250 毫升
	中餐	二米饭（大米 50 克，小米 25 克）；豌豆苗炒鸡片（豌豆苗 100 克，鸡肉 50 克）；鲜汤蒸萝卜片（萝卜 100 克）
	晚餐	全麦面包（大麦粉 25 克，面粉 50 克）；凉拌时蔬（生菜、西蓝花、黄瓜、圣女果各 50 克）
周日	早餐	纳豆意面（纳豆 100 克，面条 50 克）；黄瓜拌绿豆芽（黄瓜、绿豆芽各 50 克）；豆浆 200 毫升
	中餐	牛肉夹馍（牛肉 50 克，面粉 75 克，洋葱 100 克）；炒荷兰豆（荷兰豆 100 克）；香菇乌鸡汤（香菇 30 克、乌鸡 50 克）
	晚餐	米饭（大米 75 克）；三文鱼沙拉（三文鱼 50 克，柠檬 20 克，芦笋 50 克）

6698 ～ 7116 千焦四周带量食谱推荐

第一周		
周一	早餐	葱香芝麻饼（面粉50克，黑芝麻10克）；姜汁拌空心菜（空心菜100克）；脱脂牛奶250毫升
	上午加餐	猕猴桃50克
	中餐	米饭（大米100克）；秋葵牛肉卷（秋葵100克，牛肉50克）；绿豆芽炒鳝丝（绿豆芽100克，鳝鱼50克）
	晚餐	香菇鸡蛋面（香菇、面条各100克，鸡蛋1个）；青椒炒白菜（青椒、白菜各50克）
周二	早餐	玉米饼（玉米粒100克，面粉75克）；油淋菠菜（菠菜100克），豆浆200毫升
	上午加餐	石榴50克
	中餐	焖饭（大米100克）；草菇蒸鸡肉（草菇100克，鸡肉50克）；金针菇海带虾仁汤（金针菇、海带、虾仁各50克）
	晚餐	面条（面粉75克）；萝卜炒肉末（白萝卜100克，肉末50克）
周三	早餐	鸡蛋面（鸡蛋1个，面条75克，青菜100克）；凉拌木耳莴笋条（木耳、莴笋各50克）；脱脂牛奶250毫升
	中餐	薏米饭（薏米、大米各50克）；荷兰豆炒肉片（荷兰豆100克，肉片50克）；柠香鲈鱼（柠檬10克，鲈鱼50克）
	晚餐	馒头（面粉75克）；豌豆苗炒豆皮丝（豌豆苗、豆皮丝各100克）
	睡前加餐	苹果50克

周四	早餐	煎饼（黑米粉 25 克，面粉 50 克）；茶叶蛋（鸡蛋 1 个）；豆浆 200 毫升
	中餐	米饭（大米 100 克）；裙带菜鸭血汤（裙带菜 100 克，鸭血 50 克）；胡萝卜烩木耳（胡萝卜、木耳各 100 克）
	下午加餐	菠萝 50 克
	晚餐	菜夹馍（面粉 75 克，包菜 100 克）；金针菇蒸牛肉卷（金针菇 100 克，牛肉 50 克）

周五	早餐	三鲜蒸饺（面粉 75 克，瘦肉、木耳、莴笋各 50 克）；蒜蓉波菜（波菜 100 克）
	上午加餐	樱桃酸奶（樱桃 20 克，酸奶 250 毫升）
	中餐	烙饼（面粉 100 克）；红烧魔芋鸭（魔芋 100 克，鸭肉 50 克）；金针菇海带虾仁汤（金针菇、海带、虾仁各 50 克）
	晚餐	杂粮窝头（荞麦粉、面粉、大麦粉各 25 克）；草菇西蓝花（草菇、西蓝花各 50 克）

周六	早餐	玉米包（玉米粒、鸡肉各 50 克，面粉 65 克）；凉拌鲜菇（蘑菇 100 克）；豆浆 200 毫升
	中餐	米饭（大米 100 克）；豆苗秋葵纳豆汤（豆苗、秋葵、纳豆各 50 克）；茄汁煎牛肉（茄子 100 克，牛肉 50 克）
	晚餐	千层饼（面粉 65 克）；嫩炒芹菜（芹菜 100 克）；煎蛋（鸡蛋 1 个）
	睡前加餐	苏打饼干 50 克

周日	早餐	烧饼（面粉 75 克）；黄瓜拌绿豆芽（黄瓜、绿豆芽各 50 克）；鸡蛋 1 个；脱脂牛奶 250 毫升
	中餐	黑米饭（黑米、大米各 50 克）；香菇炒荷兰豆（香菇、荷兰豆各 50 克）；栗子鳝鱼煲（栗子 100 克，鳝鱼 50 克）
	晚餐	金针菇炒面（金针菇 100 克，面条 75 克，肉末 50 克）；虾仁炒上海青（虾仁 50 克，上海青 100 克）

周一	早餐	豆渣鸡蛋饼（豆腐50克，鸡蛋1个，面粉75克）；蔬菜沙拉（紫甘蓝、生菜、圣女各50克）
	上午加餐	酸奶250毫升
	中餐	绿豆饭（绿豆25克，大米75克）；茶树菇老鸭汤（茶树菇100克，鸭肉50克）；炝炒油麦菜（油麦菜100克）
	晚餐	牛肉酱面（牛肉50克，面条75克）；香菇炒西葫芦（香菇、西葫芦各50克）

周二	早餐	香菇鸡肉云吞（香菇、鸡肉各50克，面粉75克）；黄瓜炒蛋（黄瓜100克，鸡蛋1个）
	上午加餐	草莓牛奶羹（草莓50克，脱脂牛奶250毫升）
	中餐	荞麦面（荞麦粉25克，面粉75克）；清炖乳鸽（乳鸽50克，青菜100克）；莴笋烧豆腐（莴笋、豆腐各50克）
	晚餐	西葫芦煎饼（西葫芦50克，面粉75克）；蒜蓉茼蒿（茼蒿100克）

周三	早餐	全麦面包（大麦粉25克，面粉50克）；火龙果豆浆200毫升；爽口萝卜皮（萝卜100克）
	中餐	鸡肉丝炒软饭（鸡肉丝50克，大米100克）；金针菇拌莴笋条（金针菇、莴笋各100克）；红烧兔肉（兔肉50克，胡萝卜100克）
	晚餐	玉米发糕（玉米面25克，面粉50克）；肉末蒸茄子（肉末50克，茄子100克）
	睡前加餐	樱桃50克

周四	早餐	花卷（面粉75克）；茶叶蛋1个；香油芹菜（芹菜100克）；脱脂牛奶250毫升
	中餐	米饭（大米75克）；葫芦玉米烧排骨（西葫芦100克，玉米、排骨各50克）；草菇扒菜心（草菇、菜心各50克）
	下午加餐	山楂薏米水（山楂10克，薏米25克）
	晚餐	家常面（面条100克）；肉末胡萝卜拌豆腐（肉末、豆腐各50克，胡萝卜100克）
周五	早餐	香煎软饼（面粉75克）；醋泡黄豆（黄豆100克）；煎蛋（鸡蛋1个）
	上午加餐	酸奶250毫升
	中餐	米饭（大米100克）；金针菇拌紫甘蓝（金针菇、紫甘蓝各100克）；香菇鹌鹑汤（香菇100克，鹌鹑50克）
	晚餐	荠菜饺子（荠菜100克，瘦肉50克，面粉75克）
周六	早餐	牛奶燕麦片（脱脂牛奶250毫升，燕麦25克）；素菜包子（白菜、香菇各100克，面粉50克）
	中餐	荞麦馒头（荞麦粉、面粉各50克）；肉末蒸丝瓜（肉末50克，丝瓜100克）；鳕鱼蒸蛋（鳕鱼50克，鸡蛋1个）
	晚餐	荞麦凉面（荞麦粉25克，面粉50克）；黄豆芽炒木耳（木耳、豆芽各100克）
	睡前加餐	草莓50克
周日	早餐	生煎包（面粉75克，瘦肉50克，香菇100克）；豆浆200毫升
	中餐	生菜鸡蛋面（生菜100克，鸡蛋1个，面条100克）；萝卜牡蛎汤（胡萝卜100克，牡蛎50克）
	晚餐	米饭（大米75克）；菜心豆腐（菜心、豆腐各100克）

周一	早餐	西葫芦玉米饼（西葫芦50克，玉米面30克，面粉45克）；水煮蛋1个；黑芝麻燕麦豆浆200毫升
	中餐	山楂糙米饭（山楂20克，糙米30克，大米70克）；茶树菇排骨汤（茶树菇100克，排骨50克）；木耳黄花菜小炒鳝段（木耳、鳝鱼各50克，黄花菜100克）
	下午加餐	圣女果50克
	晚餐	包菜炒面（包菜100克，面条75克）；洋葱炒茄丁（洋葱、茄子各50克）

周二	早餐	蛤蜊鸡蛋饼（蛤蜊20克，鸡蛋1个，面粉75克）；脱脂牛奶150毫升；凉拌黄瓜丝（黄瓜50克）
	中餐	双豆饭（绿豆、红豆各25克，大米50克）；海带豆腐冬瓜汤（海带、豆腐、冬瓜各50克）；彩椒牛柳（彩椒50克，牛肉80克）
	下午加餐	酸奶樱桃沙拉（酸奶100毫升，樱桃50克）
	晚餐	烧饼（面粉75克）；冬菇炒扁豆（冬菇70克，扁豆80克）；红油黑芝麻莴笋丝（莴笋100克）

周三	早餐	鸡茸西葫芦凉面（鸡肉20克，西葫芦50克，面粉75克）；脱脂牛奶150毫升；凉拌芹菜叶（芹菜叶50克）
	中餐	南瓜饼（南瓜50克，面粉100克）；三文鱼蔬菜汤（三文鱼、西红柿、芦笋各50克）；四季豆烧排骨（四季豆、排骨各50克）
	晚餐	松仁双米饭（大米45克，小米30克，松子仁10克）；肉末水晶粉（猪瘦肉30克，水晶粉100克）；拌萝卜丝（白萝卜100克）
	睡前加餐	奶茶（红茶2克，脱脂牛奶100毫升）

周四	早餐	全麦面包（面粉60克）；豆浆200毫升；水煮鹌鹑蛋（鹌鹑蛋50克）
	上午加餐	杏仁饼干50克
	中餐	米饭（大米100克）；上海青魔芋汤（上海青、魔芋各75克）；莴笋玉米鸭丁（莴笋50克，鸭肉60克，玉米100克）
	晚餐	烙饼（面粉60克）；肉末丝瓜（猪瘦肉40克，丝瓜80克）；蔬菜沙拉（生菜、紫甘蓝、苦菊、黄瓜各40克）
周五	早餐	荞麦馒头（荞麦粉30克，面粉45克）；西芹牛奶浓汤（西芹50克，脱脂牛奶250毫升）；拌菠菜（菠菜50克）
	中餐	燕麦饭（燕麦、大米各50克）；胡萝卜炖鸡块（胡萝卜100克，鸡肉80克）；花菜炒肉（花菜100克，猪瘦肉30克）
	下午加餐	猕猴桃苹果泥50克
	晚餐	玉米饼（玉米面30克，面粉45克）；口蘑炒羊肉片（口蘑100克，羊肉40克）；炝炒白菜（白菜100克）
周六	早餐	烧饼（面粉75克）；荷包蛋（鸡蛋1个）；花生黑豆浆200毫升
	上午加餐	榛子50克
	中餐	南瓜拌饭（南瓜、大米各100克）；芥蓝炒牛柳（芥蓝100克，牛肉50克）；平菇豆腐汤（平菇30克，豆腐50克）
	晚餐	苋菜绿豆粥（苋菜80克，绿豆25克，大米50克）；苦瓜爆鱿鱼（苦瓜、鱿鱼各50克）；酸辣木瓜丝（木瓜90克）
周日	早餐	黑米窝头（黑米50克，面粉25克）；脱脂牛奶150毫升；蒜汁茼蒿（茼蒿100克）
	中餐	米饭（大米100克）；尖椒香干炒肉（尖椒、香干各65克，猪瘦肉40克）；芥菜牡蛎汤（芥菜100克，牡蛎50克）
	下午加餐	苹果奶饮100毫升
	晚餐	青菜面（上海青30克，面粉75克）；葱香拌兔丝（兔肉60克）；杏仁彩椒秋葵（杏仁20克，彩椒30克，秋葵90克）

周一	早餐	葛根玉米饼（葛根 10 克，玉米面 30 克，面粉 40 克）；燕麦豆浆 200 毫升；蒜泥海带丝（海带 50 克）
	上午加餐	炒栗子 50 克
	中餐	金枪鱼酱拌面（金枪鱼 50 克，面粉 90 克）；原味南瓜汤（南瓜 100 克）；木耳黄花菜炒肉丝（木耳、黄花菜、肉丝各 50 克）
	晚餐	西红柿牛肉炒饭（西红柿 50 克，牛肉 50 克，大米 70 克）；山药炒茭白（山药、茭白各 50 克）；炝炒绿菜薹（绿菜薹 50 克）
周二	早餐	荞麦馒头（荞麦粉 30 克，面粉 45 克）；脱脂牛奶 150 毫升；拌白菜心（大白菜 100 克）
	中餐	烙饼（面粉 100 克）；木瓜芦笋排骨汤（木瓜 70 克，芦笋 50 克，排骨 90 克）；干煸豆角（豆角 100 克）
	晚餐	山药肉丁焖饭（山药 50 克，猪瘦肉 30 克，大米 75 克）；鸡丝蕨根粉（鸡肉 30 克，蕨根粉 70 克）；手撕包菜（包菜 60 克）
	睡前加餐	脱脂牛奶 100 毫升
周三	早餐	全麦面包（面粉 75 克）；荷包蛋（鸡蛋 1 个）；脱脂牛奶 150 毫升；清炒生菜（生菜 50 克）
	中餐	薏米饭（薏米 40 克，大米 60 克）；萝卜马蹄煲老鸭（白萝卜 80 克，马蹄、鸭肉各 50 克）；芦笋扒冬瓜（芦笋 50 克，冬瓜 90 克）
	下午加餐	草莓奶饮 100 毫升
	晚餐	小米粥（小米 30 克，大米 45 克）；菠菜金枪鱼沙拉（菠菜 80 克，金枪鱼 50 克）；腰果西蓝花（腰果 20 克，西蓝花 80 克）

周四	早餐	红米饭团（红米75克）；黑芝麻豆浆200毫升；凉拌苋菜（苋菜50克）
	中餐	胡萝卜饼（胡萝卜50克，面粉100克）；小炒乳鸽（鸽肉60克，秋葵50克）；汤（白玉菇、蟹味菇、口蘑各50克）
	下午加餐	火龙果牛奶汁100毫升
	晚餐	鸡丝炒面（鸡肉40克，面粉75克）；西葫芦木耳炒鸡蛋（西葫芦、木耳各40克，鸡蛋1个）；蒜蓉马齿苋（马齿苋80克）
周五	早餐	花卷（面粉60克）；摊鸡蛋（鸡蛋1个）；核桃燕麦豆浆200毫升；醋拌莴笋丝（莴笋50克）
	中餐	米饭（大米100克）；萝卜炖牛腩（白萝卜100克，牛肉75克）；冬瓜芦笋莲子汤（冬瓜80克，芦笋40克，莲子20克）
	下午加餐	全麦饼干50克
	晚餐	清汤面（面条60克）；肉末蒸茄子（猪瘦肉25克，茄子60克）；炒三丝（小南瓜、胡萝卜、茭白各50克）
周六	早餐	红豆玉米发糕（红豆10克，玉米面20克，面粉50克）；脱脂牛奶250毫升；拌黑木耳（黑木耳50克）
	上午加餐	苹果50克
	中餐	米饭（大米100克）；山药乌鸡煲（乌鸡80克，山药100克）；肉末茄子（猪瘦肉20克，青椒30克，茄子90克）
	晚餐	紫菜鱼肉粥（紫菜30克，鳕鱼50克，大米70克）；香煎豆腐（豆腐100克）；爽口花菜（红椒30克，花菜70克）
周日	早餐	西蓝花豆角焖面（西蓝花、豆角各40克，面粉75克）；脱脂牛奶250毫升
	中餐	米饭（大米100克）；香芹尖椒炒扇贝（香芹50克，尖椒40克，扇贝100克）；猴头菇丝瓜汤（猴头菇60克，丝瓜80克）
	晚餐	红烧牛肉面（面粉75克，牛肉30克）；包菜肉末粉丝（猪瘦肉20克，包菜、粉丝各75克）；醋泡黄豆（黄豆40克）
	睡前加餐	石榴50克

7535 ~ 7953 千焦四周带量食谱推荐

第一周

周一		
早餐	荞麦花卷（荞麦粉40克，面粉50克）；鸡蛋羹（鸡蛋1个），脱脂牛奶250毫升	
上午加餐	苹果50克	
中餐	米饭（大米120克）；香菇板栗红烧鸡（香菇、板栗各40克，鸡肉100克）；菠菜粉丝汤（菠菜、豆腐各75克）	
晚餐	三丝面饼（胡萝卜、香菇、西葫芦各20克，面粉90克）；芦笋煨冬瓜（芦笋50克，冬瓜100克）；白灼生菜（生菜60克）	

周二		
早餐	玉米煎饼（玉米面、面粉各40克）；黑芝麻豆浆200毫升；拌三丝（莴笋、白萝卜、豆皮各30克）	
中餐	黑米饭（黑米50克，大米70克）；木耳烧花菜（木耳50克，花菜120克）；木瓜鲫鱼汤（木瓜50克，鲫鱼80克）	
晚餐	鸡丝洋葱拌面（鸡肉70克，洋葱30克，面粉80克）；尖椒芹菜香干（尖椒、芹菜各50克，香干60克）	
睡前加餐	全麦饼干50克	

周三		
早餐	肉末面条（猪瘦肉20克，面粉90克）；脱脂牛奶150毫升；醋溜白菜（白菜100克）	
中餐	燕麦饭（燕麦40克，大米80克）；双菇豆腐汤（白玉菇、秀珍菇、豆腐各60克）；杭椒牛柳（杭椒50克，牛肉80克）	
下午加餐	酸奶猕猴桃沙拉（酸奶100毫升，猕猴桃50克）	
晚餐	烧饼（面粉90克）；炝炒红菜薹（红菜薹70克）；芹菜胡萝卜炒鸡丁（芹菜、胡萝卜各50克，鸡肉50克）	

周四	早餐	西葫芦拌荞麦面（西葫芦80克，荞麦粉40克，面粉50克）；木耳黑豆浆200毫升
	中餐	烙饼（面粉120克）；茶树菇炒鸡丝（茶树菇100克，鸡肉50克）；小白菜蛤蜊汤（小白菜120克，蛤蜊50克）
	下午加餐	松仁20克
	晚餐	二米饭团（黑米、大米各45克）；马齿苋炒鸡蛋（马齿苋100克，鸡蛋1个）；尖椒豆皮（尖椒、豆皮各50克）
周五	早餐	全麦面包（大麦粉90克）；豆浆200毫升；蔬菜沙拉（生菜、圣女果、紫甘蓝各30克）
	中餐	山药焖饭（山药100克，大米120克）；苦瓜炒芦笋（苦瓜、芦笋各50克）；口蘑瘦肉汤（口蘑60克，猪瘦肉50克）
	晚餐	香菇鱼片粥（香菇、鱼片各50克，大米90克）；白灼秋葵（秋葵100克）
	睡前加餐	鸡蛋羹（鸡蛋1个）
周六	早餐	椒香豆角焖面（红椒30克，豆角60克，面粉80克）；脱脂牛奶250毫升
	中餐	米饭（大米120克）；胡萝卜鹌鹑汤（胡萝卜110克，鹌鹑50克）；黄瓜炒鸡蛋（黄瓜100克，鸡蛋1个）
	晚餐	玉米肉丁炖饭（玉米、猪瘦肉各50克，大米80克）；干煸四季豆（四季豆100克）；凉拌豌豆苗（豌豆苗50克）
	睡前加餐	燕麦饼干50克
周日	早餐	葱花卷（面粉90克）；莲子豆浆200毫升；拌生菜（生菜100克）
	中餐	鸡蛋炒饼（鸡蛋1个，面粉120克）；炒花菜（花菜100克）；扇贝胡萝卜芥菜汤（扇贝1个，胡萝卜、芥菜各70克）
	下午加餐	草莓汁50毫升
	晚餐	红豆南瓜饭（红豆20克，南瓜50克，大米70克）；手撕鸡（红椒10克，鸡肉50克）；黑芝麻拌茼蒿（茼蒿100克）

周一	早餐	奶香玉米饼（脱脂牛奶150毫升，玉米面、面粉各45克）；芝麻油芥菜（芥菜100克）
	中餐	绿豆饭（绿豆20克，大米100克）；西葫芦炒鸡丝（西葫芦100克，鸡肉50克）；菠菜香菇鸡蛋汤（菠菜、香菇各50克，鸡蛋1个）
	下午加餐	芦荟酸奶100毫升
	晚餐	花卷（面粉90克）；冬瓜烧鱼丸（冬瓜100克，鱼肉50克）；清炒茭白（茭白100克）

周二	早餐	全麦面包（大麦粉90克）；豆浆200毫升；凉拌西红柿（西红柿60克）
	上午加餐	鸡蛋羹（鸡蛋1个）
	中餐	米饭（大米120克）；双椒爆牛柳（青椒、红椒各50克，牛肉80克）；芦笋洋葱酱汤（洋葱70克，芦笋50克）
	晚餐	南瓜猪肉煎饼（南瓜50克，猪瘦肉20克，面粉90克）；双菇烩丝瓜（杏鲍菇、口蘑各25克，丝瓜120克）

周三	早餐	蒸饺（玉米40克，白菜60克，面粉90克）；燕麦豆浆200毫升
	中餐	荞麦窝头（荞麦粉40克，面粉80克）；鱿鱼茶树菇（鱿鱼、茶树菇各100克）；小白菜蛋花汤（小白菜80克，鸡蛋1个）
	下午加餐	猕猴桃菠萝汁100毫升
	晚餐	黑豆饭（黑豆30克，大米60克）；豆角烧茄子（豆角、茄子各80克）；红油莴笋丝（莴笋60克）

周四	早餐	烧饼（面粉 90 克）；荷包蛋 1 个；脱脂牛奶 150 毫升；白灼茼蒿（茼蒿 60 克）
	中餐	山药焖饭（山药 70 克，大米 120 克）；芹菜泡椒牛肉（芹菜 100 克，牛肉 50 克）；蒜苗萝卜丝（蒜苗、白萝卜各 50 克）
	晚餐	玉米馒头（玉米面、面粉各 45 克）；尖椒木耳炒肉丝（尖椒、木耳、猪瘦肉各 50 克）；花仁菠菜（花生 20 克，菠菜 50 克）
	睡前加餐	牛奶燕麦片 100 克
周五	早餐	炒面片（西红柿 50 克，青椒、洋葱各 30 克，面粉 90 克）；脱脂牛奶 150 毫升
	中餐	米饭（大米 120 克）；白萝卜烧鸭块（白萝卜 100 克，鸭肉 60 克）；蒜蓉虾仁西蓝花（虾仁 40 克，西蓝花 100 克）
	下午加餐	酸奶 100 毫升
	晚餐	馅饼（白菜 80 克，面粉 90 克）；上海青蒸蛋羹（上海青 20 克，鸡蛋 1 个）；五香豆腐丝（豆腐丝 90 克）
周六	早餐	什锦炒饭（胡萝卜、黄瓜各 20 克，鸡蛋 1 个，大米 90 克）；豆浆 200 毫升
	中餐	馒头（面粉 100 克）；南瓜蒸排骨（南瓜 100 克，排骨 50 克）；紫菜马蹄豆腐汤（紫菜 10 克，马蹄、豆腐各 70 克）
	晚餐	小米燕麦粥（小米、燕麦各 45 克）；西芹炒虾仁（西芹、虾仁各 50 克）；炒三丝（金针菇、莴笋各 65 克，香菇 30 克）
	睡前加餐	全麦饼干 50 克
周日	早餐	玉米发糕（玉米面、面粉各 45 克）；黑米花生豆浆 200 毫升；拌海带丝（海带 100 克）
	上午加餐	火龙果 50 克
	中餐	西葫芦拌面（西葫芦 100 克，面粉 120 克）；手撕兔肉（兔肉 80 克）；包菜素炒粉（包菜 100 克，粉条 50 克）
	晚餐	红豆饭（红豆 30 克，大米 60 克）；鸡茸蛋羹（鸡肉 20 克，鸡蛋 1 个）；山药炒木耳（红椒 30 克，山药 70 克，木耳 50 克）

第三周		
周一	早餐	全麦面包（大麦粉90克）；荷包蛋（鸡蛋1个）；脱脂牛奶150毫升；白灼生菜（生菜50克）
	中餐	南瓜炖饭（南瓜80克，大米120克）；芦荟炒玉米粒（芦荟、玉米各50克）；鱼肉菠菜豆腐汤（鱼肉、菠菜、豆腐各50克）
	下午加餐	酸奶菠萝沙拉（酸奶100毫升，菠萝20克）
	晚餐	葱花卷（面粉90克）；茭白鸡丁（茭白70克，鸡肉50克）；清炒丝瓜（丝瓜100克）
周二	早餐	玉米窝头（玉米面、面粉各45克）；豆浆200毫升；拌双丝（紫甘蓝、黄瓜各50克）
	中餐	二米饭（黑米、大米各50克）；香芹孜然牛肉（香芹100克，牛肉50克）；杏仁彩椒秋葵（杏仁20克，彩椒30克，秋葵100克）
	下午加餐	炒栗子50克
	晚餐	鸡蛋炒面（鸡蛋1个，面粉90克）；红椒白萝卜丝（红椒20克，白萝卜50克）；西葫芦炒瘦肉（西葫芦80克，猪瘦肉50克）
周三	早餐	蒸饺（猪瘦肉、白菜各50克，面粉90克）；脱脂牛奶150毫升
	中餐	燕麦饭（燕麦40克，大米80克）；金针菇炒乌鸡丝（金针菇100克，乌鸡肉50克）；芥蓝烧豆腐（芥蓝100克，豆腐50克）
	晚餐	烙饼（面粉90克）；洋葱炒鸡蛋（洋葱80克，鸡蛋1个）；木耳炒黄花菜（木耳50克，黄花菜70克）
	睡前加餐	脱脂牛奶100毫升

周四	早餐	胡萝卜卷饼（胡萝卜 80 克，面粉 90 克）；玉米苹果豆浆 200 毫升
	上午加餐	榛子 50 克
	中餐	牛肉豆角炒饭（豆角 90 克，牛肉 50 克，大米 120 克）；菠菜鱼丸汤（菠菜、鱼肉各 50 克）；爽口花菜（花菜 100 克）
	晚餐	燕麦粥（燕麦 20 克，大米 70 克）；清炒豌豆苗（豌豆苗 50 克）；黄瓜木耳炒鸡片（黄瓜 80 克，木耳、鸡肉各 50 克）
周五	早餐	芝麻烧饼（面粉 90 克）；脱脂牛奶 250 毫升；炝拌海带丝（海带 100 克）
	中餐	石锅拌饭（鸡蛋 1 个，大米 120 克，鸡肉 40 克，香菇、胡萝卜、黄豆芽各 20 克）；山药南瓜羹（南瓜 100 克，山药 70 克）
	下午加餐	苹果 50 克
	晚餐	黑米饭（黑米、大米各 45 克）；萝卜鸽肉煲（白萝卜 100 克，鸽肉 60 克）；清炒小白菜（小白菜 70 克）
周六	早餐	南瓜发糕（南瓜、面粉各 90 克）；水煮蛋（鸡蛋 1 个）；脱脂牛奶 150 毫升
	中餐	杂粮饭（黑米、小米、大米各 40 克）；口蘑娃娃菜炒羊肉片（口蘑、娃娃菜、羊肉各 50 克）；豆角茄丁（豆角、茄子各 50 克）
	下午加餐	草莓牛奶饮 100 毫升
	晚餐	西蓝花三文鱼炖饭（西蓝花、三文鱼各 50 克，大米 90 克）；醋泡黄豆（黄豆 40 克）；炒双丁（胡萝卜、莴笋各 60 克）
周日	早餐	红米海苔饭团（红米 90 克，鸡蛋 1 个，海苔 10 克）；枸杞核桃豆浆 200 毫升，拌木耳（木耳 50 克）
	中餐	炒饼（黄瓜 80 克，面粉 110 克）；玉米须芦笋鸭汤（鸭肉、芦笋各 50 克，玉米须 10 克）；蒜蓉莴笋叶（莴笋叶 100 克）
	下午加餐	华夫饼 50 克
	晚餐	虾仁青豆饭（虾仁 50 克，青豆 20 克，大米 80 克）；红烧冬瓜球（冬瓜 100 克）；紫甘蓝拌豆皮（紫甘蓝、豆皮各 40 克）

周一	早餐	葛根荞麦饼（葛根10克，荞麦粉40克，面粉50克）；脱脂牛奶150毫升；大拌菜（生菜、黄瓜、紫甘蓝、苦菊、圣女果各20克）
	中餐	米饭（大米120克）；丝瓜莴笋炒蛤蜊（丝瓜80克，莴笋50克，蛤蜊50克）；尖椒芦笋炒牛柳（尖椒40克，芦笋、牛肉各50克）
	下午加餐	奶茶（红茶2克，脱脂牛奶100毫升）
	晚餐	葱花卷（面粉90克）；菌菇蛋羹（香菇20克，鸡蛋1个）；炒三丝（小南瓜、胡萝卜、茭白各50克）

周二	早餐	南瓜饼（南瓜、面粉各90克）；脱脂牛奶150毫升，蒜蓉油麦菜（油麦菜50克）
	上午加餐	芦荟酸奶100毫升
	中餐	小米饭（小米40克，大米80克）；红烧带鱼（带鱼100克）；杂菌烩菜心（白玉菇、蟹味菇、口蘑各40克，菜心90克）
	晚餐	黑米双麦粥（黑米50克，荞麦30克，燕麦20克）；肉末茄子（茄子100克，猪瘦肉50克）；清炒空心菜（空心菜50克）

周三	早餐	全麦面包（大麦粉90克）；荷包蛋1个；黑芝麻花生豆浆200毫升
	中餐	排骨煲仔饭（排骨80克，大米120克）；香辣洋葱木耳（青椒、红椒各25克，洋葱、木耳各50克）；韭菜莴笋丝（韭菜50克，莴笋100克）
	晚餐	馒头（面粉60克）；燕麦粥（燕麦30克）；鸡茸豆腐羹（鸡肉20克，豆腐100克）；红油双结（魔芋结、海带结各50克）
	睡前加餐	猕猴桃50克

周四	早餐	荞麦花卷（荞麦粉、面粉各45克）；脱脂牛奶250毫升；炒黄豆芽（黄豆芽50克）
	中餐	肉丁饭（猪瘦肉50克，大米110克）；芹菜炒牛肉（芹菜80克，牛肉50克）；芥菜豆腐汤（芥菜90克，豆腐60克）
	下午加餐	杏仁饼干50克
	晚餐	苋菜饼（苋菜50克，鸡蛋1个，面粉80克）；虎皮尖椒（尖椒50克）；青豆烧茄子（青豆、茄子各60克）
周五	早餐	玉米发糕（玉米面、面粉各45克）；水煮蛋1个，豆浆200毫升，清炒茭白（茭白70克）
	上午加餐	苹果50克
	中餐	肉丝炒面（猪瘦肉30克，面粉120克）；羊肉粉丝汤（羊肉50克，粉丝100克）；蒜蓉西蓝花（西蓝花100克）
	晚餐	豆角焖饭（豆角50克，猪瘦肉20克，大米90克），清炒苦瓜（苦瓜50克，红椒30克）；烩丝瓜（丝瓜100克）
周六	早餐	海带山药玉米面（山药40克，海带20克，玉米面、面粉各45克）；脱脂牛奶150毫升；老醋花生米（花生50克）
	中餐	馒头（面粉120克）；西芹滑虾仁（西芹50克，虾仁100克）；小白菜炒平菇（小白菜、平菇各85克）
	下午加餐	木瓜牛奶100毫升
	晚餐	糙米饭（糙米90克）；彩椒手撕鸡（彩椒40克，鸡肉50克）；韭黄炒胡萝卜丝（韭黄70克，胡萝卜60克）
周日	早餐	葱油饼（面粉90克）；小米燕麦豆浆200毫升；姜汁枸杞拌芥蓝梗（芥蓝梗60克）
	中餐	玉米饭（玉米50克，大米110克）；滑溜里脊（黄瓜100克，猪瘦肉80克）；海米冬瓜汤（海米20克，冬瓜80克）
	晚餐	萝卜丝饼（白萝卜60克，面粉80克）；葱油马齿苋（马齿苋100克）；尖椒鸡蛋（尖椒50克，鸡蛋1个）
	睡前加餐	全麦饼干50克

8372～8791 千焦四周带量食谱推荐

第一周		
周一	早餐	鸡蛋饼（鸡蛋1个，面粉100克）；脱脂牛奶150毫升；拌黄瓜（黄瓜100克）
	中餐	燕麦饭（燕麦20克，大米120克）；茭白炒肉（茭白100克，猪瘦肉50克）；冬瓜鲤鱼汤（冬瓜100克，鲤鱼50克）
	晚餐	荞麦馒头（荞麦粉40克，面粉70克）；素炒西蓝花（西蓝花100克）；马蹄炒木耳（马蹄、木耳各50克）
	睡前加餐	酸奶100毫升
周二	早餐	全麦面包（大麦粉100克）；豆浆200毫升；拌西红柿（西红柿100克）
	中餐	小米饭（小米50克，大米各90克）；黄瓜炒鸡蛋（黄瓜100克，鸡蛋1个）；海带排骨汤（海带100克，排骨50克）
	下午加餐	菠萝50克
	晚餐	玉米面条（玉米面60克，面粉50克）；莴笋炒鸡丁（莴笋100克，鸡肉50克）；清炒油麦菜（油麦菜100克）
周三	早餐	白菜猪肉饺（猪瘦肉、白菜各50克，面粉100克）；豆浆200毫升
	中餐	山药饭（山药80克，大米140克）；芹菜炒牛肉（芹菜80克，牛肉50克）；菠菜鸡蛋汤（菠菜90克，鸡蛋1个）
	晚餐	黑米燕麦粥（黑米50克，大米40克）；青豆烧茄子（青豆、茄子各50克）；香菇上海青（香菇、上海青各50克）
	睡前加餐	全麦饼干50克

周四	早餐	西葫芦饼（西葫芦、面粉各 100 克）；脱脂牛奶 150 毫升
	中餐	荞麦葱卷（荞麦粉 40 克，面粉 100 克）；彩椒杏鲍菇（彩椒、杏鲍菇各 100 克）；瘦肉莲子汤（猪瘦肉 50 克，莲子 30 克）
	下午加餐	木瓜牛奶（木瓜 50 克，脱脂牛奶 100 毫升）
	晚餐	米饭（大米 110 克）；清蒸鳕鱼（鳕鱼肉 70 克）；蔬菜鸡肉沙拉（生菜、西蓝花各 60 克，圣女果 50 克，鸡肉 30 克）
周五	早餐	烧饼（面粉 100 克）；玉米豆浆 200 毫升；油淋菠菜（菠菜 100 克）
	中餐	小米饭（小米 40 克，大米 100 克）；丝瓜青豆汤（丝瓜 100 克，青豆 40 克）；胡萝卜炒肉丝（胡萝卜 70 克，猪瘦肉 50 克）
	下午加餐	水煮蛋（鸡蛋 1 个）
	晚餐	红米海苔饭团（红米 110 克，海苔 10 克）；口蘑烧白菜（大白菜、口蘑各 50 克）；青椒炒鸡丁（青椒 80 克，鸡肉 50 克）
周六	早餐	荞麦面条（荞麦粉 40 克，面粉 60 克）；荷包蛋（鸡蛋 1 个）；脱脂牛奶 250 毫升
	中餐	什锦炒饭（大米 140 克，玉米、胡萝卜、黄瓜各 30 克）；香煎鲈鱼（鲈鱼 100 克）；彩椒山药（彩椒 60 克，山药 100 克）
	晚餐	西红柿拌面（西红柿 50 克，面粉 110 克）；清炒冬瓜（冬瓜 100 克）；手撕包菜（包菜 100 克）
	睡前加餐	草莓 50 克
周日	早餐	馒头片（面粉 100 克）；黑米豆浆 200 毫升；炝炒生菜（生菜 100 克）
	中餐	米饭（大米 140 克）；蒜薹炒鱿鱼（蒜薹 100 克，鱿鱼 50 克）；原味南瓜汤（南瓜 100 克）
	下午加餐	鸡蛋羹（鸡蛋 1 个）
	晚餐	蒸饺（猪瘦肉 50 克，白菜 80 克，面粉 110 克）；大碗花菜（花菜 70 克）；凉拌海带丝（海带 50 克）

周一	早餐	玉米饼（玉米面60克，面粉40克）；豆浆200毫升；醋拌莴笋丝（莴笋100克）
	中餐	燕麦饭（燕麦20克，大米120克）；滑溜鸡片（山药100克，鸡肉50克）；扁豆芥菜汤（扁豆70克，芥菜50克）
	下午加餐	水煮蛋（鸡蛋1个）
	晚餐	荞麦花卷（荞麦粉40克，面粉70克）；西芹炒虾仁（西芹、红椒、虾仁各50克）；炒黄豆芽（黄豆芽80克）
周二	早餐	鸡蛋面（鸡蛋1个，面粉100克）；脱脂牛奶150毫升；海带丝拌菠菜（海带、菠菜各50克）
	中餐	黑米饭（黑米50克，大米90克）；苦瓜牛柳（苦瓜100克，牛肉50克）；蒜泥茄子（茄子100克）
	下午加餐	草莓牛奶饮（草莓50克，脱脂牛奶100毫升）
	晚餐	山药饼（山药50克，面粉110克）；花菜木耳炒肉（青椒30克，花菜70克，木耳、猪瘦肉各50克）
周三	早餐	全麦面包（大麦粉100克）；黑豆浆200毫升；姜汁菜心（菜心100克）
	中餐	葱花卷（面粉140克）；芥菜鳝鱼煲（芥菜100克，鳝鱼50克）；扒冬瓜球（冬瓜100克）
	晚餐	马齿苋瘦肉粥（马齿苋30克，猪瘦肉20克，大米110克）；豆角炒肉末（豆角70克，猪瘦肉30克）；拌黄瓜（黄瓜100克）
	睡前加餐	鸡蛋羹（鸡蛋1个）

周四	早餐	玉米面条（玉米面、面粉各50克）；荷包蛋1个；脱脂牛奶150毫升；拌萝卜丝（白萝卜100克）
	中餐	米饭（大米140克）；西芹芦笋炒鸭丝（红椒20克，芦笋、西芹、鸭肉各50克）；菠菜粉丝汤（菠菜、粉丝各50克）
	下午加餐	酸奶100毫升
	晚餐	烙饼（面粉110克）；清炒丝瓜（丝瓜80克）；炒三丁（青椒、胡萝卜、鸡肉各50克）

周五	早餐	包子（猪瘦肉50克，面粉90克）；豆浆200毫升；蒜蓉花生米（花生50克）
	中餐	绿豆饭（绿豆20克，大米120克）；椒香蟹味菇（蟹味菇、红椒各75克）；肉丝扒空心菜（空心菜120克，猪瘦肉50克）
	下午加餐	苏打饼干50克
	晚餐	紫菜包饭（紫菜10克，大米100克）；洋葱木耳炒鸡蛋（洋葱、木耳各50克，鸡蛋1个）；剁椒芽白（大白菜80克）

周六	早餐	紫甘蓝煎饼（紫甘蓝60克，面粉100克）；鸡蛋羹（鸡蛋1个）；燕麦豆浆200毫升
	中餐	薏米饭（薏米20克，大米120克）；蒸海带肉卷（海带100克，猪瘦肉50克）；青豆小南瓜丝（小南瓜100克，青豆70克）
	晚餐	荞麦馒头（荞麦粉40克，面粉70克）；彩椒花菜炒鸡片（彩椒30克，花菜70克，鸡肉50克）；酸辣包菜（包菜70克）
	睡前加餐	猕猴桃50克

周日	早餐	蒸饺（虾仁、白菜各50克，面粉100克）；脱脂牛奶150毫升；白灼茼蒿（茼蒿60克）
	中餐	荞麦饭（荞麦40克，大米100克）；香菇炖鸡（香菇、鸡肉各50克）；芥菜黄瓜汤（芥菜、黄瓜各70克）
	下午加餐	奶茶（红茶2克，脱脂牛奶100毫升）
	晚餐	金针菇肉丝春卷（金针菇100克，猪瘦肉50克，面粉110克）；清炒芥蓝（芥蓝100克）

周一	早餐	玉米发糕（玉米面、面粉各50克）；水煮蛋（鸡蛋1个）；脱脂牛奶150毫升；清炒茭白（茭白100克）
	中餐	黑米饭团（黑米50克，大米90克）；彩椒羊肉丝（彩椒100克，羊肉50克）；冬瓜瘦肉莲子汤（冬瓜80克，莲子20克，猪瘦肉20克）
	下午加餐	酸奶樱桃沙拉（酸奶100毫升，樱桃50克）
	晚餐	荞麦馒头（荞麦粉40克，面粉70克）；肉末茄子（茄子100克，猪瘦肉30克）；蒜蓉油麦菜（油麦菜100克）

周二	早餐	全麦面包（大麦粉100克）；荷包蛋1个；豆浆200毫升；黑芝麻拌萝卜丝（白萝卜50克）
	中餐	燕麦饭（燕麦20克，大米120克）；干锅花菜（花菜70克，猪瘦肉、红椒各50克）；山药南瓜汤（山药、南瓜各80克）
	下午加餐	苹果50克
	晚餐	西葫芦拌面（西葫芦50克，面粉110克）；黄瓜鸡丁（黄瓜、鸡肉各50克）；醋溜白菜（白菜70克）

周三	早餐	馄饨（猪瘦肉50克，面粉100克）；脱脂牛奶150毫升；白灼秋葵（秋葵100克）
	中餐	米饭（大米140克）；莴笋炒肉丝（莴笋100克，猪瘦肉50克）；酸辣豆芽（豆芽100克）
	晚餐	山药粥（山药50克，大米110克）；虾仁鲜蔬沙拉（紫甘蓝、生菜、彩椒、虾仁各50克）
	睡前加餐	木瓜牛奶（木瓜50克，脱脂牛奶100毫升）

周四	早餐	玉米面条（玉米面、面粉各50克）；荷包蛋1个；脱脂牛奶250毫升
	上午加餐	石榴50克
	中餐	米饭（大米140克）；茯苓山药鸽子煲（鸽肉60克，山药80克，茯苓20克）；红椒马齿苋（马齿苋100克，红椒50克）
	晚餐	糙米饭（糙米40克，大米70克）；海带炒肉片（海带100克，猪瘦肉40克）；双菇烤芦笋（芦笋、香菇、平菇各50克）

周五	早餐	葱油饼（面粉100克）；花生黑豆浆200毫升；杏仁拌茼蒿（茼蒿100克）
	中餐	黑米饭（黑米50克，大米90克）；青椒肉丝（青椒100克，猪瘦肉50克）；扇贝香菇粉丝汤（香菇、粉丝、扇贝各50克）
	下午加餐	全麦饼干50克
	晚餐	菠萝炒饭（菠萝50克，大米90克）；苦瓜鸡柳（苦瓜、鸡肉各50克）；蒜蓉西蓝花（西蓝花100克）

周六	早餐	香芹菠菜蛋饼（香芹、菠菜各50克，鸡蛋1个，面粉100克）；脱脂牛奶150毫升
	中餐	烙饼（面粉140克）；香烤鳕鱼鲜蔬（鳕鱼100克，紫甘蓝、圣女果、彩椒各50克）
	下午加餐	酸奶100毫升
	晚餐	燕麦粥（燕麦40克，大米70克）；黄瓜炒木耳（黄瓜100克，木耳50克）；剁椒冬瓜（冬瓜100克）

周日	早餐	包子（猪瘦肉50克，面粉100克）；脱脂牛奶250毫升
	上午加餐	苹果50克
	中餐	馒头（面粉140克）；彩椒鸡柳（彩椒100克，鸡肉50克）；杂菌汤（白玉菇、蟹味菇、香菇、口蘑各50克）
	晚餐	西红柿牛肉炒饭（西红柿50克，牛肉50克，大米110克）；山药炒茭白（山药70克，茭白80克）

第四周		
周一	早餐	葱花卷（面粉100克）；黑芝麻豆浆200毫升；凉拌苋菜（苋菜100克）
	中餐	五宝饭（黑米、小米、薏米、燕麦各20克，大米60克）；红烧鲫鱼（鲫鱼80克）；肉末茄子豆角（茄子、豆角各100克，猪瘦肉20克）
	下午加餐	火龙果50克
	晚餐	胡萝卜玉米饼（胡萝卜60克，玉米面60克，面粉50克）；青椒洋葱炒鸡蛋（青椒、洋葱各70克，鸡蛋1个）
周二	早餐	菠菜鸡蛋面（菠菜50克，鸡蛋1个，面条100克）；老醋花生米（花生50克）
	中餐	双豆饭（绿豆、红豆各20克，大米100克）；萝卜牛腩煲（白萝卜100克，牛肉80克）；海带瘦肉汤（海带100克，猪瘦肉20克）
	下午加餐	松仁玉米豆浆200毫升
	晚餐	玉米荞麦馒头（玉米面、荞麦粉各40克，面粉30克）；干煸豆角（豆角100克）；白灼生菜（生菜100克）
周三	早餐	全麦面包（大麦粉90克）；荷包蛋（鸡蛋1个）；脱脂牛奶250毫升；白灼生菜（生菜50克）
	中餐	小米饭（小米40克，大米100克）；蒜薹炒莴笋（蒜薹、莴笋各100克）；山药乌鸡汤（山药70克，乌鸡50克）
	晚餐	肉丝拌面（猪瘦肉50克，面粉100克）；姜汁芥蓝烧豆腐（芥蓝100克，豆腐80克）
	睡前加餐	黑芝麻全麦饼干50克

周四	早餐	烧饼（面粉100克）；小米豆浆200毫升；大拌菜（生菜、圣女果、西蓝花、紫甘蓝、黄瓜各20克）
	中餐	西葫芦卷饼（西葫芦80克，面粉140克）；清炖鲢鱼（鲢鱼100克）；香辣肉末茄子（茄子120克，肉末20克）
	下午加餐	酸奶100毫升
	晚餐	栗子小米粥（板栗20克，小米40克，大米50克）；鸡茸菜心（鸡肉30克，菜心100克）；酸辣萝卜条（白萝卜100克）
周五	早餐	南瓜饼（南瓜、面粉各100克）；鸡蛋羹（鸡蛋1个）；核桃豆浆200毫升
	上午加餐	圣女果50克
	中餐	燕麦饭（燕麦40克，大米100克）；姜汁蒸鸡（鸡肉100克）；茯苓菠菜汤（茯苓20克，菠菜100克）
	晚餐	白菜馅饼（白菜100克，面粉110克）；豆角炒洋葱（豆角120克，洋葱60克）
周六	早餐	葱油饼（面粉100克）；小米燕麦豆浆200毫升；紫甘蓝拌豆皮（紫甘蓝、豆皮各50克）
	中餐	蔬菜炒饭（上海青、黄瓜各50克，大米140克）；上汤娃娃菜（猪瘦肉20克，娃娃菜100克）；红焖兔肉（兔肉80克）
	下午加餐	水煮蛋（鸡蛋1个）
	晚餐	西红柿煮面片（西红柿50克，面粉110克）；花菜炒木耳（花菜100克，木耳50克）
周日	早餐	葛根玉米饼（葛根10克，玉米面、面粉各50克）；脱脂牛奶150毫升；拌黄瓜（黄瓜100克）
	中餐	荞麦馒头（荞麦粉40克，面粉100克）；香煎银鳕鱼（鳕鱼120克）；猴头菇冬瓜汤（猴头菇40克，冬瓜100克）
	晚餐	山药肉丁焖饭（山药50克，猪瘦肉30克，大米110克）；蒜泥蒸茄子（茄子100克）；清炒小白菜（小白菜100克）
	睡前加餐	奶茶（红茶2克，脱脂牛奶100毫升）

常见糖尿病并发症

——对症饮食，让降糖更有效

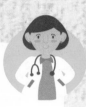

　　本章通过对糖尿病 10 种常见并发症特点的解读，给出科学合理的饮食疗法建议，同时特别推荐了降糖食谱，并附上详细的制作步骤及能量计算，以帮助糖尿病患者进行对症饮食调养。

糖尿病并发冠心病

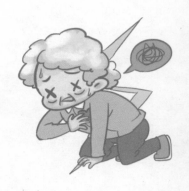

心血管系统病变是糖尿病常见的远期并发症之一。糖尿病并发冠心病的患者往往还伴有高血压、脑卒中、血脂紊乱和肥胖症等病症。

症状解析

糖尿病并发冠心病症状不太典型，主要是因为糖尿病患者常并发神经病变，疼痛感迟钝，在并发冠心病时不会出现胸口疼痛的典型表现。在发病早期可出现恶心、呕吐等症状。发病 24 ~ 48 小时内会出现发热，体温一般在 38℃，并且可维持一周。

饮食疗法

· 饮食原则 ·

① 宜以低糖类、低脂肪、低胆固醇、高蛋白、高纤维素的食物为主。

② 增加矿物质和维生素的摄入。多吃富含钙、镁、钾等的食物，以及富含维生素 C、维生素 E 的绿色蔬菜及含糖低的水果。

③ 控制总热量。摄入的热量过高会加重动脉硬化，增加心脏负担，饮食中应多食用低热量的食物，控制总热量的摄入。

④ 进食宜定时、定量，少食多餐，且进餐时间要与胰岛素的注射时间配合。

⑤ 限制食盐量。每日饮食中钠盐的摄入量以低于 3 克为宜，过咸的食物应少吃或不吃。

⑥ 忌食刺激性食物。饮食中尽量少用辛辣调味品，少饮或不饮浓茶、咖啡等。

· 宜忌食物 ·

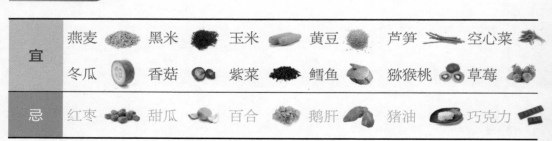

宜	燕麦	黑米	玉米	黄豆	芦笋	空心菜
	冬瓜	香菇	紫菜	鳕鱼	猕猴桃	草莓
忌	红枣	甜瓜	百合	鹅肝	猪油	巧克力

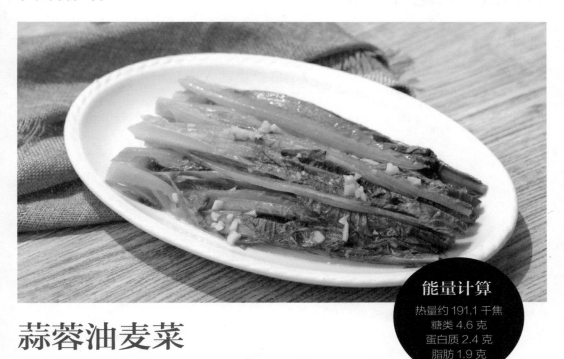

能量计算
热量约 191.1 千焦
糖类 4.6 克
蛋白质 2.4 克
脂肪 1.9 克

蒜蓉油麦菜

原料： 油麦菜 220 克，蒜末少许

调料： 盐、鸡粉各 2 克，食用油适量

做法

1 洗净的油麦菜从菜梗处切开，改切条形，备用。
2 用油起锅，倒入蒜末，爆香，放入油麦菜，用大火快炒。
3 注入少许清水，炒匀，加入盐、鸡粉。
4 翻炒一会儿，至食材入味。
5 关火后盛出炒好的菜肴，装入盘中即可。

营养功效

大蒜中的大蒜酵素可抑制葡萄糖产生酵素，所含的硒元素对胰岛素的合成有益，有助于血糖的稳定。

南瓜清炖牛肉

原料：

牛肉块300克，南瓜块280克，葱段、姜片各少许

调料：

盐2克

做法

1 砂锅中注入适量清水烧开，倒入洗净的南瓜块。
2 倒入牛肉块、葱段、姜片，搅拌均匀。
3 盖上盖，用大火烧开后转小火炖煮至食材熟透。
4 揭开盖，加入盐，拌匀调味，撇去浮沫。
5 盛出煮好的汤，装碗即可。

能量计算

热量约 1649.8 千焦
糖类 18.4 克
蛋白质 62.6 克
脂肪 7.2 克

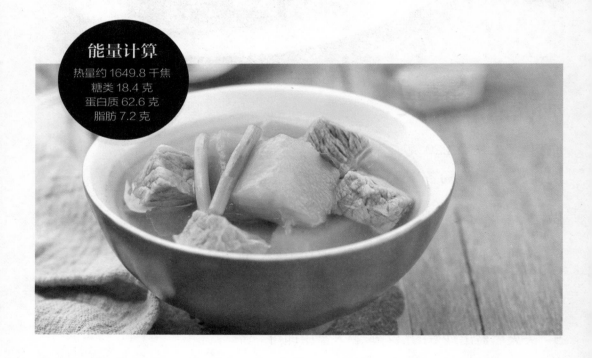

营养功效

牛肉中富含的锌、硒均能促进胰岛素的分泌与合成，提高胰岛素的敏感性，对糖尿病患者调节和控制血糖有一定帮助。

四宝鳕鱼丁

原料：

鳕鱼肉200克，胡萝卜150克，豌豆100克，玉米粒90克，鲜香菇50克，姜片、蒜末、葱段各少许

调料：

料酒5毫升，盐、鸡粉、水淀粉、食用油各适量

做法

1 胡萝卜、香菇切丁；鳕鱼肉切丁装碗，放入盐、鸡粉、水淀粉、食用油，拌匀腌渍入味。

2 锅中注水烧热，加入少许盐、鸡粉、食用油，倒入豌豆、胡萝卜丁、香菇丁、玉米粒，搅匀，焯至断生，捞出，待用。

3 锅中注油，将鳕鱼丁炒至变色，捞出待用；另起锅注油，放入姜片、蒜末、葱段，爆香，倒入焯好的食材和鳕鱼丁。

4 加盐、鸡粉，淋入料酒、水淀粉，炒熟后盛出即可。

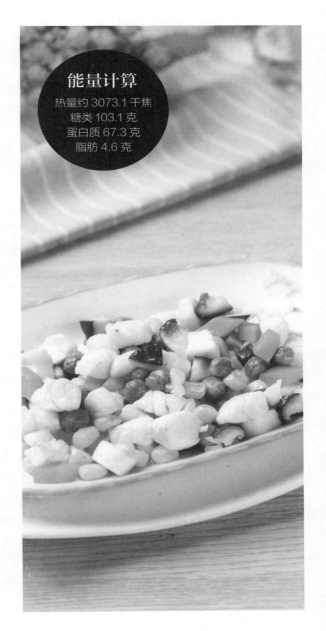

能量计算

热量约 3073.1 千焦
糖类 103.1 克
蛋白质 67.3 克
脂肪 4.6 克

营养功效

鳕鱼含有丰富的不饱和脂肪酸，具有保护脑血管和降低血液胆固醇的作用，能降低糖尿病并发冠心病的概率。

糖尿病并发高血压

糖尿病患者患高血压的概率明显高于一般人群，而且比一般并发症发生得早，患者比例随着糖尿病患者人数的增加而增高。

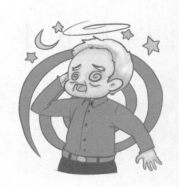

症状解析

头部表现为头痛、头涨、头晕、耳鸣、失眠、颈项僵硬等；心脏表现为胸闷、心悸、气短、乏力，查体可见心尖搏动强而有力，呈抬举样，心界向左下扩大，主动脉瓣听诊区，第二心音亢进，心尖部可闻及收缩期杂音。

饮食疗法

· 饮食原则 ·

① **选择"二多"食物。** "二多"是指多维生素和纤维素，蔬果含有大量的维生素、纤维素以及微量元素，对于控制血压、调控血糖有很大的帮助。

② **选择"三少"食物。** "三少"为少盐、少动物油、少腌制，盐是导致高血压的重要"元凶"；动物油中含有较高的饱和脂肪酸和胆固醇，会使人体器官老化，促使血管硬化；腌制食品如火腿、腌肉等，大多含钠较高，不利于血糖、血压的控制。

③ **合理摄入蛋白质和脂肪。** 从食物中合理摄取蛋白质和脂肪是降低高血压的关键，故忌食高脂肪食物，应多摄入含优质蛋白质的食物。

④ **多余热量，能免则免。**

⑤ **避免刺激性食物。** 应远离浓茶、咖啡、辣椒、酒等对神经系统有刺激性的食物。

· 宜忌食物 ·

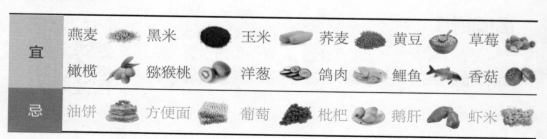

宜	燕麦	黑米	玉米	荞麦	黄豆	草莓
	橄榄	猕猴桃	洋葱	鸽肉	鲤鱼	香菇
忌	油饼	方便面	葡萄	枇杷	鹅肝	虾米

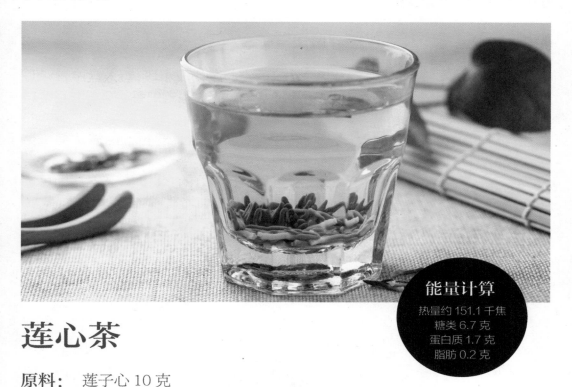

能量计算
热量约 151.1 千焦
糖类 6.7 克
蛋白质 1.7 克
脂肪 0.2 克

莲心茶

原料： 莲子心 10 克

做法

1 取一个干净的茶杯。

2 放入洗净的莲子心，注入适量沸水。

3 盖上茶杯盖，泡至其析出有效成分。

4 取下盖，趁热饮用即可。

营养功效

莲子心含有莲心碱、荷叶碱等营养成分，对扩张血管、降血压有一定的作用，尤其适合糖尿病并发高血压患者食用。

蒜蓉空心菜

原料：

空心菜300克，蒜末少许

调料：

盐、鸡粉各2克，食用油
少许

做法

1 洗净的空心菜切成小段，装入盘中，待用。

2 用油起锅，放入蒜末爆香，倒入空心菜，
炒至变软。

3 转中火，加入盐、鸡粉，翻炒片刻，至
食材入味。

4 关火后盛出炒好的食材，装入盘中即可。

能量计算

热量约 368 千焦
糖类 10.8 克
蛋白质 6.6 克
脂肪 1.9 克

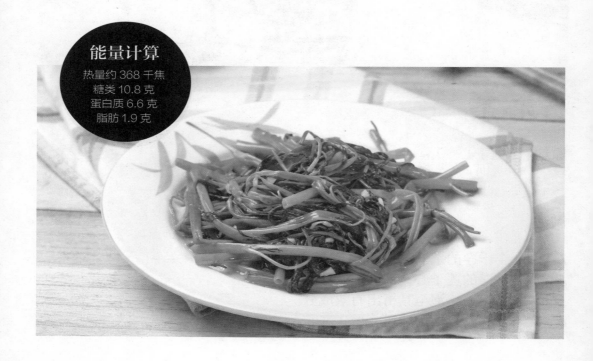

营养功效

空心菜含有胡萝卜素、维生素、蛋白质等营养成分，具
有促进肠道蠕动、通便解毒、降低血压的功效。糖尿病
患者常食空心菜，有益身体健康。

白果炒苦瓜

原料：

苦瓜130克，白果50克，彩椒40克，蒜末、葱段各少许

调料：

盐、水淀粉、食用油各适量

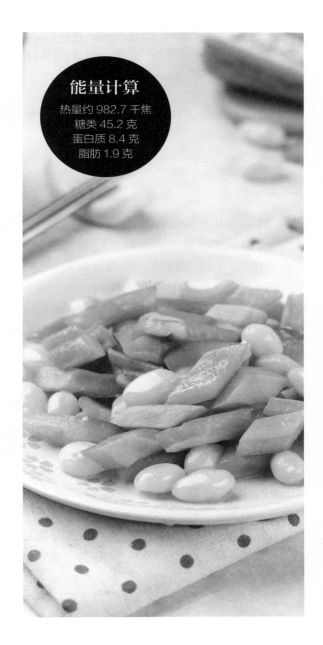

能量计算

热量约 982.7 千焦
糖类 45.2 克
蛋白质 8.4 克
脂肪 1.9 克

做法

1. 将洗净的彩椒切小块；苦瓜去瓤，切成小块。

2. 锅中注水烧开，倒入苦瓜，加入少许盐拌匀，煮约1分钟，放入洗净的白果。

3. 续煮片刻，至全部食材断生后捞出，沥干水分，待用。

4. 用油起锅，放入蒜末、葱段，爆香，倒入切好的彩椒，翻炒匀。

5. 放入焯好的食材，快速翻炒片刻，加入适量盐，炒匀调味。

6. 倒入适量水淀粉，翻炒至食材熟透、入味，关火盛出即可。

营养功效

苦瓜具有快速降低血糖的作用，还可以减轻人体胰腺的负担。经常食用苦瓜，能预防和改善糖尿病并发症。

糖尿病并发高脂血症

糖尿病患者中，由于胰岛素的生物调节作用发生障碍，常常伴有脂质代谢紊乱而产生高脂血症。

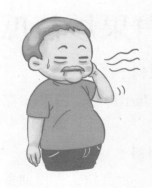

症状解析

糖尿病并发高脂血症是一个慢性过程。发病初期，由于轻度的高脂血症没有什么症状，容易被患者忽视。随着病情的进一步发展，出现头晕目眩、头痛、胸闷、气短、心慌、胸痛、乏力、口角㖞斜、不能说话、肢体麻木等症状。最终会导致冠心病、脑卒中等严重疾病，并出现相应症状。

饮食疗法

· 饮食原则 ·

① **控制热量摄入**。根据病情轻重与体力活动计算出每日需要消耗的总能量。

② **多食蔬菜及含糖量低的水果**。新鲜蔬菜及水果是维生素、钙、钾、镁、纤维素和果胶的主要来源，食物中的纤维素和果胶可降低人体对胆固醇的吸收。

③ **早餐吃好，午餐吃饱，晚餐吃少**。早餐摄入营养丰富的食物，中餐在摄入丰富营养的同时，摄入足够的量，中餐的进食量应占全天总热量的40%～50%，晚餐吃七分饱即可。

④ **尽量少食用高脂肪、高胆固醇、高糖的食物**。糖尿病患者的血糖指数偏高，高糖食物无疑会使血糖进一步升高；高脂肪、高胆固醇食物的摄入会使血脂上升，也要少食。

· 宜忌食物 ·

宜	燕麦	黑米	玉米	黄豆	芦笋	空心菜
	冬瓜	香菇	紫菜	鳕鱼	猕猴桃	草莓
忌	红枣	甜瓜	百合	鹅肝	猪油	巧克力

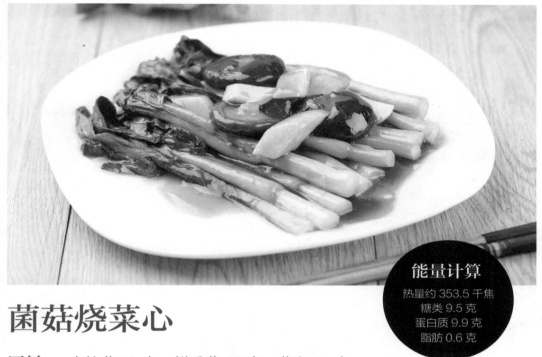

能量计算
热量约 353.5 千焦
糖类 9.5 克
蛋白质 9.9 克
脂肪 0.6 克

菌菇烧菜心

原料： 杏鲍菇 50 克，鲜香菇 30 克，菜心 95 克

调料： 盐、鸡粉各 2 克，生抽、料酒各 4 毫升

做法

1 将洗净的杏鲍菇切成小块。

2 锅中注水烧开，加入料酒，倒入杏鲍菇、香菇，拌匀。

3 略煮一会儿，捞出食材，沥干水分，待用。

4 锅中注水烧热，倒入焯好的食材，煮至食材熟软。

5 加入盐、生抽、鸡粉，拌匀，放入菜心，拌匀，煮至变软。

6 关火后盛出锅中的食材即可。

营养功效

杏鲍菇含有蛋白质、维生素、钙、镁等营养成分，具有
提高机体免疫力、降低胆固醇的含量、促进血液循环等
功效，能防治高脂血症。

洋葱拌木耳

原料：

水发木耳300克，洋葱100克，红椒15克

调料：

生抽4毫升，陈醋3毫升，芝麻油2毫升，盐、食用油各适量

做法

1. 分别将洗净的木耳、洋葱、红椒切成小块。
2. 锅中倒水烧开，加入适量盐、食用油，放入木耳，煮熟。
3. 倒入切好的洋葱和红椒，再煮1分钟至熟，捞出煮好的食材。
4. 将捞出的食材倒入碗中，加入少许盐，淋入生抽、陈醋和芝麻油。
5. 把碗中食材拌匀，盛出装盘即可。

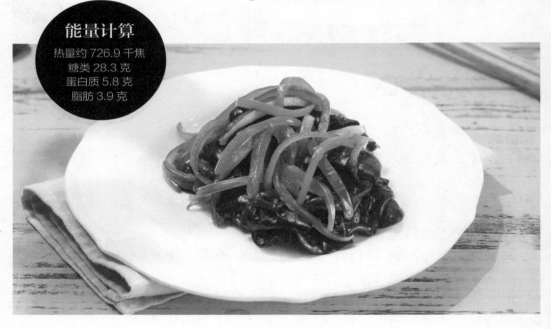

能量计算

热量约 726.9 千焦
糖类 28.3 克
蛋白质 5.8 克
脂肪 3.9 克

营养功效

洋葱中含有微量元素硒，可修复受损的胰岛细胞，增强胰岛素的分泌功能，调节血糖，对糖尿病并发高脂血症患者有益。

煮苹果

原料：

苹果260克

做法

1 将洗净的苹果取果肉，改切小块。

2 砂锅中注水烧开，倒入苹果块，轻轻搅散。

3 中火煮至其析出营养物质，转大火，搅拌几下。

4 关火后盛出煮好的苹果，装在碗中即可。

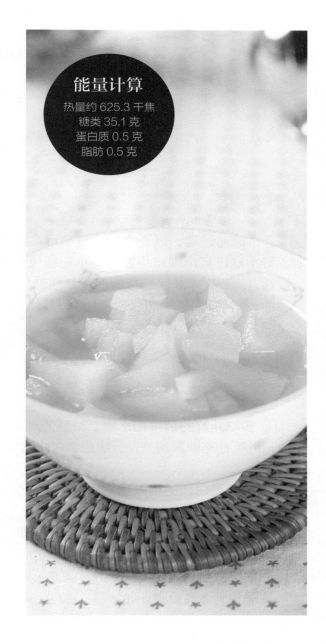

能量计算

热量约 625.3 千焦
糖类 35.1 克
蛋白质 0.5 克
脂肪 0.5 克

营养功效

苹果中含有的果酸可以稳定血糖，预防老年性糖尿病，还可以降低胆固醇，对糖尿病并发高脂血症患者有益。

糖尿病并发肾病

糖尿病肾脏病变是糖尿病患者重要的慢性微血管并发症之一，其中具有特征性的是糖尿病肾小球硬化症。

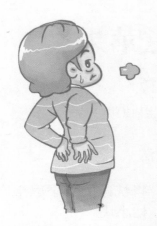

症状解析

肾小球滤过期，以肾小球滤过率增高和肾体积增大为特征；正常白蛋白尿期，肾小球已经出现结构改变；早期糖尿病肾病期，主要表现为白蛋白尿排出率持续升高；临床糖尿病肾病期或显性糖尿病肾病期，以大量白蛋白尿为特点；肾功能衰竭期，血肌酐和尿素氮增高，并伴有严重的高血压、低蛋白血症和水肿。

饮食疗法

· 饮食原则 ·

① **多吃新鲜的蔬菜和水果。** 新鲜的蔬果热量较低，且含有多种维生素和矿物质，既可补充糖尿病并发肾病患者尿中遗失的这些营养素，还有助于肾脏功能的恢复。

② **控制蛋白质的摄入量。** 如果蛋白质供应太多，排泄时会加重肾脏负担。因此，饮食中应该减少蛋白质的摄入。

③ **控制膳食脂肪。** 减少动物脂肪的摄取，并少食胆固醇含量高的食物，如肥肉、动物内脏等。

④ **限制食盐摄入。** 严重水肿、高血压患者，应坚持低盐饮食。

⑤ **忌食刺激性食物。** 如浓茶、咖啡、辣椒、芥末、酒等。

· 宜忌食物 ·

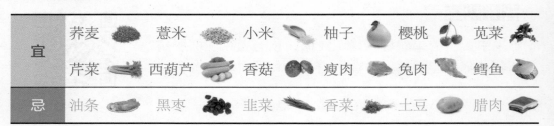

宜	荞麦	薏米	小米	柚子	樱桃	苋菜
	芹菜	西葫芦	香菇	瘦肉	兔肉	鳕鱼
忌	油条	黑枣	韭菜	香菜	土豆	腊肉

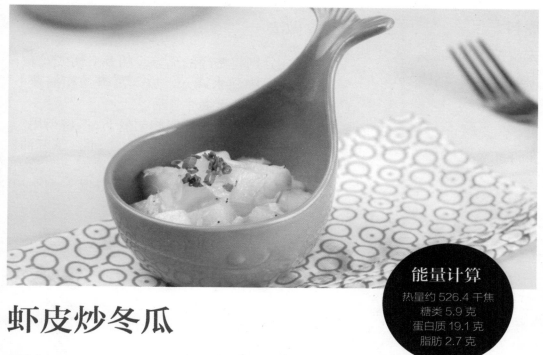

能量计算

热量约 526.4 千焦
糖类 5.9 克
蛋白质 19.1 克
脂肪 2.7 克

虾皮炒冬瓜

原料：　冬瓜 170 克，虾皮 60 克，葱花少许

调料：　料酒、水淀粉各少许，食用油适量

做法

1　将洗净去皮的冬瓜切片，再切粗丝，改切成小丁块，备用。
2　锅内倒入适量食用油，放入虾皮，拌匀，淋入少许料酒，炒匀提味。
3　放入冬瓜炒匀，注入少许清水，翻炒匀。
4　盖上锅盖，用中火煮至食材熟透。
5　揭开锅盖，倒入少许水淀粉，翻炒均匀。
6　关火后盛出炒好的食材，装入盘中，撒上葱花即可。

营养功效

冬瓜含维生素 C 较多，且钾盐含量高，有排湿、消肿的功效，非常适合糖尿病、肾病和水肿患者食用。

黑芝麻拌莴笋丝

原料：

去皮莴笋200克，去皮胡萝卜80克，黑芝麻25克

调料：

盐2克，醋10毫升，芝麻油少许

做法

1 分别将洗净的莴笋、胡萝卜切成丝。
2 锅中注水烧开，放入莴笋丝和胡萝卜丝，焯至断生。
3 捞出焯好的莴笋和胡萝卜，装碗待用。
4 加入部分黑芝麻，放入盐、醋、芝麻油，拌匀。
5 将拌好的菜肴装在盘中，撒上剩余黑芝麻点缀即可。

能量计算

热量约 935.3 千焦
糖类 18.6 克
蛋白质 7.6 克
脂肪 12.9 克

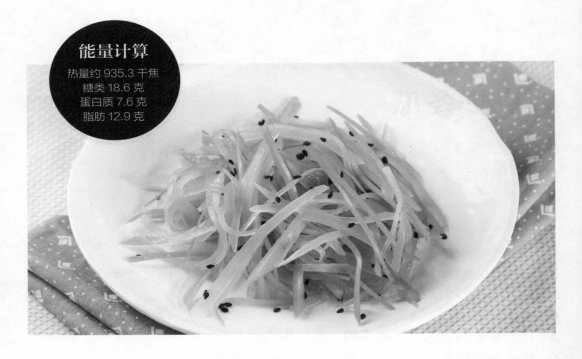

营养功效

莴笋中含有较丰富的烟酸，烟酸是葡萄糖耐量因子的组成物，可以增强胰岛素作用，具有调节血糖水平的能力，适合糖尿病并发肾病患者食用。

红腰豆鲫鱼汤

原料：

鲫鱼300克，熟红腰豆150克，姜片少许

调料：

盐2克，料酒、食用油各适量

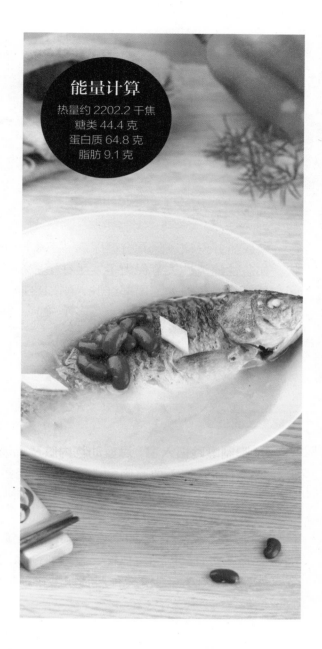

能量计算

热量约 2202.2 千焦
糖类 44.4 克
蛋白质 64.8 克
脂肪 9.1 克

做法

1　用油起锅，放入处理好的鲫鱼。
2　注入清水，倒入姜片、红腰豆，淋入料酒。
3　加盖，大火煮至食材熟透。
4　揭盖，加入盐，稍煮片刻至入味。
5　关火，将煮好的鲫鱼汤盛入碗中即可。

营养功效

鲫鱼含有丰富的优质蛋白质，可作为糖尿病患者蛋白质补充的食物来源之一，对身体虚弱的糖尿病患者有很好的滋补作用。

糖尿病并发痛风

糖尿病与痛风都是由于代谢异常所引起的疾病。据不完全统计，糖尿病患者中有 0.1% ~ 9% 的人伴有痛风。

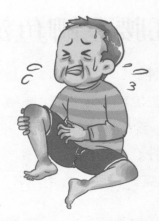

症状解析

糖尿病并发痛风除具有糖尿病"三多一少"的临床表现外，还具有痛风的症状。如急性痛风性关节炎大多发生在下肢小关节，特别是第一趾跖关节，常在夜间突然发病，患处关节局部红肿、剧烈疼痛，对温度、触摸、振动极为敏感。痛风易复发，反复发作后，会累及多个关节，并导致关节畸形，还可引起严重的肾功能损害。

饮食疗法

· 饮食原则 ·

① **限制嘌呤摄入量，忌食动物内脏及高汤**。多选用脱脂牛奶及蛋类，减少肉、禽、鱼类的摄入，若要吃肉食，最好先将肉煮沸，弃汤食肉。

② **控制蛋白质摄入**。宜选用植物蛋白满足人体所需的必需氨基酸，多摄入富含维生素 C 的蔬菜，增加尿酸溶解度。

③ **控制总热量，增加膳食纤维的摄入量**。膳食纤维可增强糖尿病患者的胰岛素敏感性，有降低空腹血糖、餐后血糖和改善糖耐量的作用。

④ **避免饮酒**。酒精具有抑制尿酸排泄的作用，长期少量饮酒还可刺激嘌呤合成增加。

· 宜忌食物 ·

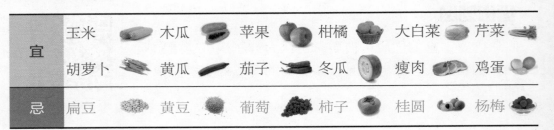

宜	玉米	木瓜	苹果	柑橘	大白菜 芹菜
	胡萝卜	黄瓜	茄子	冬瓜	瘦肉 鸡蛋
忌	扁豆	黄豆	葡萄	柿子	桂圆 杨梅

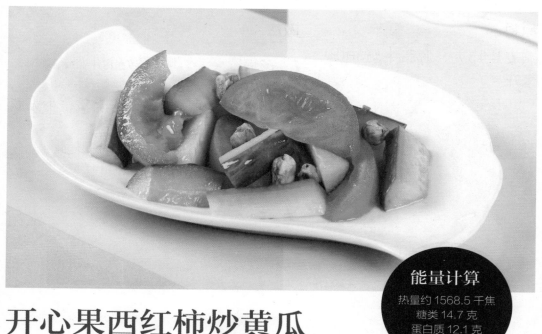

开心果西红柿炒黄瓜

能量计算
热量约 1568.5 千焦
糖类 14.7 克
蛋白质 12.1 克
脂肪 29.3 克

原料： 开心果仁 55 克，黄瓜 90 克，西红柿 70 克

调料： 盐 2 克，橄榄油适量

做法

1　将洗净的黄瓜斜刀切段，西红柿切小瓣。
2　煎锅置火上，淋入少许橄榄油，大火烧热。
3　倒入黄瓜段，炒匀炒透，放入切好的西红柿，炒至食材变软。
4　加入盐，炒匀调味。
5　撒上备好的开心果仁，用中火翻炒至食材入味。
6　关火后盛出炒好的菜肴，装入盘中即可。

营养功效

黄瓜含水量高，含糖量低，是糖尿病患者的理想食材。

脱脂奶麦片粥

原料：

燕麦片45克，脱脂牛奶300毫升

做法

1. 汤锅置火上，倒入备好的牛奶，拌匀，略煮一会儿。
2. 撒上燕麦片，拌匀，盖上盖，小火煮至麦片变软。
3. 关火后揭盖，盛出煮好的麦片粥。
4. 装入碗中，待稍凉后即可食用。

能量计算

热量约 1156.6 千焦
糖类 44.5 克
蛋白质 15.5 克
脂肪 3.6 克

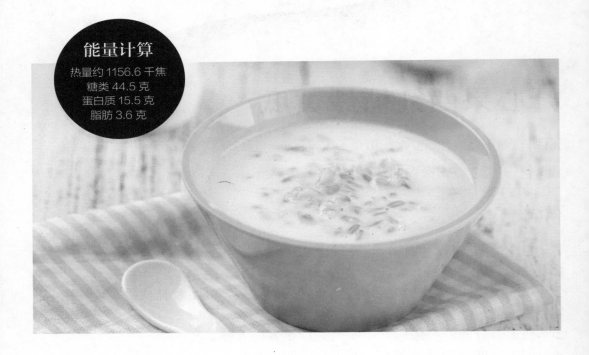

营养功效

糖尿病患者宜选择低脂或脱脂的牛奶，搭配燕麦，使身体只需少量的胰岛素就能维持正常的代谢功能，能辅助调节血糖。

粉蒸胡萝卜丝

原料：

胡萝卜300克，蒸肉米粉80克，黑芝麻10克，蒜末、葱花各少许

调料：

盐2克，芝麻油5毫升

做法

1 胡萝卜切丝，加入盐，倒入蒸肉米粉，搅拌片刻，装入蒸盘中。

2 蒸锅上火烧开，放入蒸盘，大火蒸5分钟至食材入味。

3 将胡萝卜取出，倒入碗中，加入蒜末、葱花。

4 撒上黑芝麻，再淋入芝麻油，搅匀，装入盘中即可。

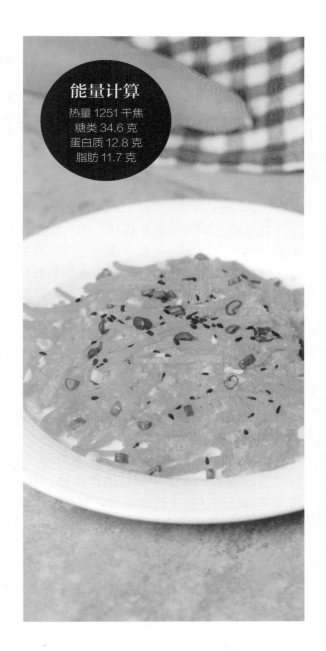

能量计算

热量 1251 千焦
糖类 34.6 克
蛋白质 12.8 克
脂肪 11.7 克

营养功效

胡萝卜中的膳食纤维可缓解餐后血糖上升,增加饱腹感,有利于血糖的控制，很适合糖尿病患者食用。

糖尿病并发脂肪肝

糖尿病患者体内往往胰岛素分泌不足或相对缺乏，容易引发肝脏的脂肪代谢紊乱。

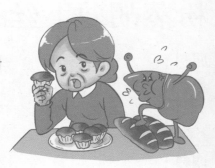

症状解析

轻度脂肪肝多无临床症状，中、重度脂肪肝有类似慢性肝炎的表现，如上腹不适、恶心、呕吐、厌食、腹胀等，可有肝脏肿大，糖尿病控制不好的患者肝脏肿大发病率较高。脂肪肝的临床表现与肝脏的脂肪浸润程度成正比，与血糖的控制情况密切相关。糖尿病控制较好者，其脂肪肝可逐渐消退。

饮食疗法

· 饮食原则 ·

① **增加蛋白质供给量。**高蛋白膳食可避免体内蛋白质消耗，有利于肝细胞的恢复与再生。

② **增加膳食纤维摄入量。**膳食纤维可促进肠道蠕动，有利于排便，它与胆汁结合，能增加粪便中胆盐的排出量，从而降低糖尿病患者空腹血糖水平，还可增加饱腹感，防止饮食过量，有利于控制饮食。

③ **限制脂肪摄入。**摄入过高的脂肪可使热量增高，不利于改善病情。烹饪时应使用植物油，植物油不含胆固醇，且所含的谷固醇、豆固醇和必需脂肪酸都有较好的去脂作用，可防止肝细胞脂肪性病变。

④ **少吃或不吃刺激性食物。**如浓茶、咖啡、辣椒、芥末、酒等。

· 宜忌食物 ·

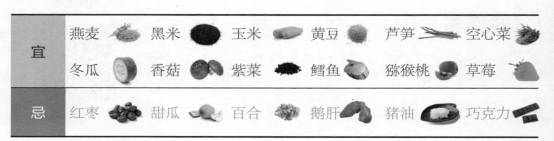

宜	燕麦	黑米	玉米	黄豆	芦笋	空心菜
	冬瓜	香菇	紫菜	鳕鱼	猕猴桃	草莓
忌	红枣	甜瓜	百合	鹅肝	猪油	巧克力

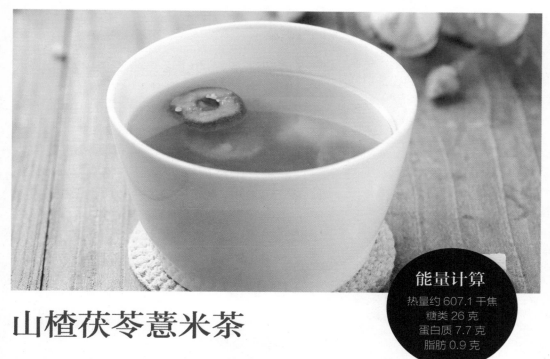

能量计算
热量约 607.1 千焦
糖类 26 克
蛋白质 7.7 克
脂肪 0.9 克

山楂茯苓薏米茶

原料： 山楂 15 克，薏米 20 克，茯苓 10 克，鸡内金 6 克

做法

1 洗净的山楂去蒂，切开，去核，再切成小块，备用。

2 砂锅中注水烧开，倒入茯苓、薏米、鸡内金，放入山楂，搅拌匀。

3 盖上盖，用小火煮约 20 分钟至药材析出有效成分。

4 揭开盖，搅拌一下，关火盛出煮好的茶水，装入碗中即可。

营养功效

薏米含有蛋白质、薏苡仁油、维生素等成分，有降血脂、降血糖、促进新陈代谢等功效，搭配山楂煮茶，能预防糖尿病并发脂肪肝。

奶香红豆燕麦饭

原料：

红豆、燕麦仁、糙米各50克，巴旦木仁20克，牛奶300毫升

做法

1 把准备好的红豆、燕麦仁、糙米装入碗中，混合均匀。

2 倒入适量清水，淘洗干净，倒掉淘洗的水，加入牛奶。

3 放入巴旦木仁，将装有食材的碗放入烧开的蒸锅中。

4 盖上盖，用中火蒸40分钟，至食材完全熟透。

5 揭开盖，把蒸好的红豆燕麦饭取出即可。

能量计算

热量约 3345.2 千焦
糖类 126 克
蛋白质 35.2 克
脂肪 15.9 克

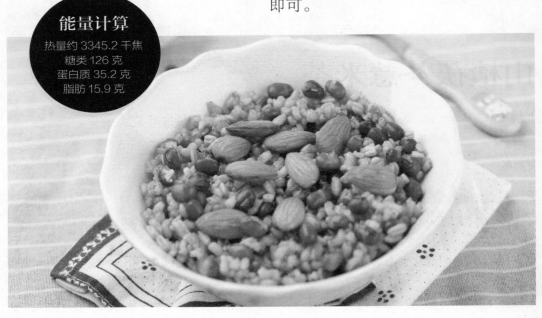

营养功效

燕麦含有丰富的水溶性膳食纤维，可增强胰岛素受体的敏感性。同时，还能平缓餐后血糖，预防血糖急剧上升，对糖尿病并发脂肪肝患者有益。

小白菜炒黄豆芽

原料：

小白菜120克，黄豆芽70克，红椒25克，蒜末、葱段各少许

调料：

盐、鸡粉各2克，水淀粉、食用油各适量

做法

1 将洗净的小白菜切成段；红椒去籽，切成丝。

2 用油起锅，放入蒜末爆香，倒入黄豆芽，拌炒匀。

3 放入小白菜、红椒，炒至熟软，加入盐、鸡粉，炒匀调味。

4 加入少许葱段，倒入适量水淀粉，拌匀。

5 关火，盛出炒好的菜肴，装入盘中即可。

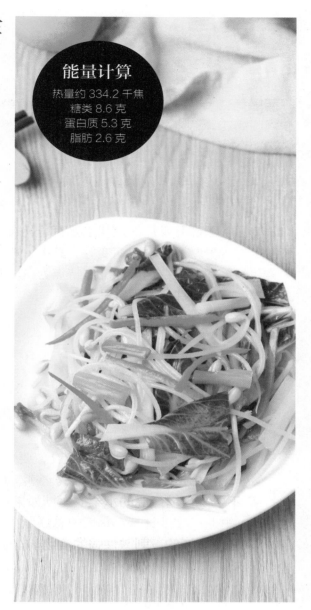

能量计算

热量约 334.2 千焦

糖类 8.6 克

蛋白质 5.3 克

脂肪 2.6 克

营养功效

小白菜属于低糖、高维生素、高矿物质的蔬菜，其含有的膳食纤维具有降血糖的功效。糖尿病患者食用，不会引起血糖的剧烈变化。

糖尿病并发眼病

糖尿病对眼睛的影响主要体现在白内障和视网膜病变上，其中最常见、危害最大的当数视网膜病变，简称"糖网"。

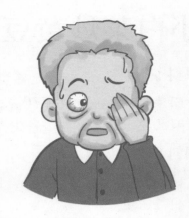

症状解析

糖尿病眼部并发症的症状主要有角膜炎、虹膜炎、白内障、青光眼、眼外肌麻痹、屈光异常及视网膜病变等。其中，糖尿病性白内障和糖尿病视网膜病变较为常见。糖尿病性白内障的临床特点为白内障进展迅速，可于数日内完全成熟，血糖控制不佳时往往更为常见。

饮食疗法

· 饮食原则 ·

① **多食滋阴、清肝热的食物。** 糖尿病眼病若由阴虚肝热引起，应多吃滋阴食物，如豆类、荞麦面、绿叶菜等。

② **控制主食量。** 但不能过分限食，要少吃多餐，以免造成饥饿状态。

③ **严格控制每日摄入的脂肪量。** 少吃动物性油脂，多用植物油代替。

④ **不要吃含糖量高的水果。** 血糖如果控制较好，可以适当吃一些含糖量低的水果，并且一定要计算在每天的总热量中。

⑤ **忌食辛辣的、刺激性强的食物。** 饮食以清淡为主，辣椒、胡椒粉、葱、蒜等调味料应尽量少放或不放。

· 宜忌食物 ·

宜	荞麦	玉米	黄豆	苹果	猕猴桃	柠檬
	山楂	胡萝卜	南瓜	西红柿	牡蛎	鳝鱼
忌	油条	桂圆	黑枣	杨桃	甜瓜	香椿

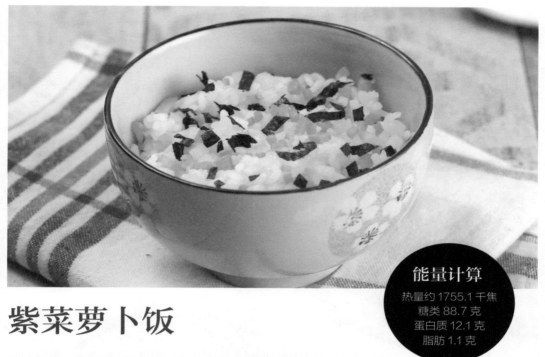

紫菜萝卜饭

能量计算

热量约 1755.1 千焦
糖类 88.7 克
蛋白质 12.1 克
脂肪 1.1 克

原料： 去皮白萝卜 55 克，去皮胡萝卜 60 克，水发大米 95 克，紫菜碎 15 克

做法

1 分别将洗净去皮的白萝卜、胡萝卜切丁，待用。

2 砂锅中注水烧开，倒入泡好的大米，搅匀。

3 放入白萝卜丁、胡萝卜丁，搅匀，加盖，大火煮开后转小火，煮至熟软。

4 揭盖，倒入紫菜碎，搅匀，加盖，焖 5 分钟至紫菜味香浓。

5 关火后将煮好的紫菜萝卜饭装碗即可。

营养功效

紫菜和胡萝卜都含有胡萝卜素，可以有效保护视力，糖尿病并发眼病患者可以经常食用本品，不仅对眼睛有益，还能降低血糖。

清炒菠菜

原料：

菠菜300克

调料：

盐、鸡粉各3克，食用油
适量

做法

1 将洗净的菠菜切去根部。

2 锅中加入适量食用油，倒入菠菜，翻炒至熟软。

3 加入盐、适量鸡粉，炒匀调味。

4 用筷子将菠菜夹入盘内即可。

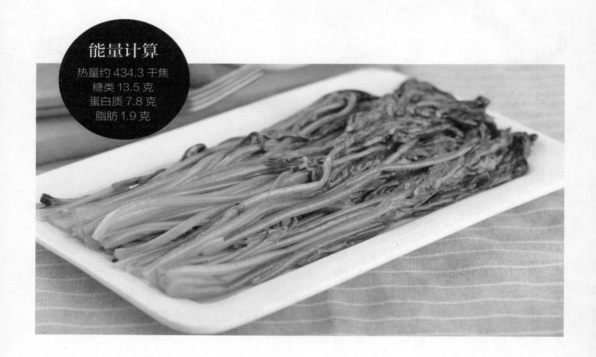

能量计算

热量约 434.3 千焦
糖类 13.5 克
蛋白质 7.8 克
脂肪 1.9 克

营养功效

菠菜有"营养模范生"之称，它富含类胡萝卜素、维生素、矿物质等
多种营养，有较好的控制血糖的作用。

苦瓜菊花汤

原料：

苦瓜500克，菊花2克

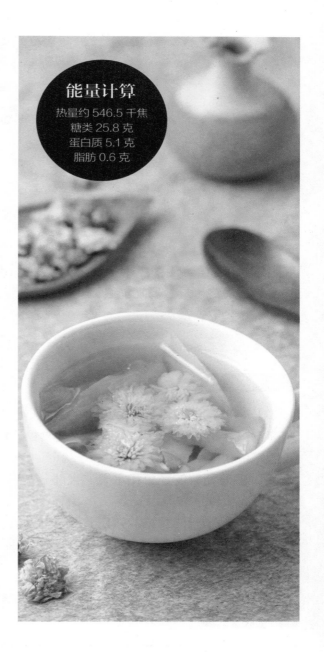

能量计算

热量约 546.5 千焦
糖类 25.8 克
蛋白质 5.1 克
脂肪 0.6 克

做法

1 洗净的苦瓜对半切开，刮去瓤籽，斜刀切块。

2 砂锅中注水烧开，倒入苦瓜，搅拌片刻，倒入菊花。

3 搅拌片刻，煮开后略煮一会儿至食材熟透。

4 关火，将煮好的汤盛入碗中即可。

营养功效

众所周知，菊花具有明目的功效，和苦瓜一起熬汤，不仅能增强胰岛素的功能，降低血糖，还能预防糖尿病并发眼病。

糖尿病并发尿路感染

糖尿病易合并感染，发生率为 35% ~ 90%，多较严重，不易控制。尿路感染是常见的感染之一，发生率为 16% ~ 23%，常见于女性。

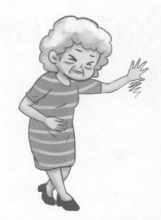

症状解析

临床常表现为疾病反复发作、迁延难愈，有尿频、尿急、乏力、腰酸等症状出现。尿路感染可加重糖尿病，使血糖难以控制，重者会诱发糖尿病酮症酸中毒等急性并发症，最终可导致肾功能衰竭。

饮食疗法

· 饮食原则 ·

① **多吃清热解毒、利尿通淋的食物。**在患者多尿症状不明显时，可以多吃一些菊花、荠菜、冬瓜等具有该功效的食物，能帮助患者及时排尿，减少细菌在泌尿道停留和繁殖的机会。

② **多吃新鲜的蔬菜和水果。**大部分蔬果中都含有一定的维生素和矿物质，有利于提高机体抗病能力。

③ **忌吃胀气的食物。**如白萝卜、蔗糖、豆浆等。

④ **忌食温热及辛辣刺激性食物。** 如羊肉、狗肉、韭菜、葱、胡椒等，以免加重感染症状，不利于身体康复。

· 宜忌食物 ·

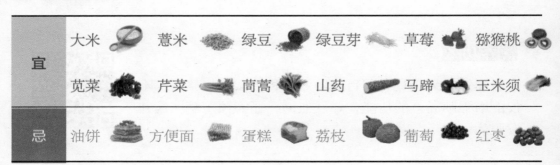

宜	大米	薏米	绿豆	绿豆芽	草莓	猕猴桃
	苋菜	芹菜	茼蒿	山药	马蹄	玉米须
忌	油饼	方便面	蛋糕	荔枝	葡萄	红枣

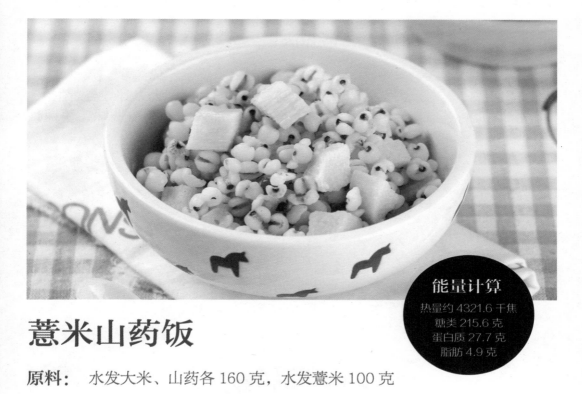

能量计算
热量约 4321.6 千焦
糖类 215.6 克
蛋白质 27.7 克
脂肪 4.9 克

薏米山药饭

原料: 水发大米、山药各 160 克,水发薏米 100 克

做法

1 将洗净去皮的山药切片,再切成条,改切成丁,备用。

2 砂锅中注水烧开,倒入大米、薏米和山药,搅拌均匀。

3 盖上锅盖,煮开后用小火煮至食材熟透。

4 关火将粥装入碗中,待稍微放凉后即可食用。

营养功效

山药肉质细嫩,含有极丰富的营养保健物质,作为药食两用的中药材,对糖尿病消渴、小便短频等症状有缓解作用。

清炒苋菜

原料：

苋菜350克

调料：

盐3克，鸡粉2克，食用油
适量

做法

1 用油起锅，烧至三成热。

2 倒入洗好的苋菜，大火翻炒至断生。

3 转小火，加入盐、鸡粉调味，快速炒
至入味。

4 转用中火，翻炒几下，至苋菜熟透。

5 出锅，摆好盘即成。

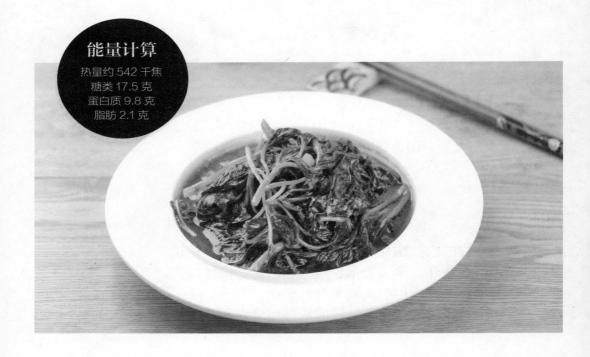

能量计算

热量约 542 千焦
糖类 17.5 克
蛋白质 9.8 克
脂肪 2.1 克

营养功效

苋菜中的钙含量很高，能促进胰岛素的分泌，对控制血
糖有利。同时还能预防糖尿病并发症，是糖尿病患者的
食疗佳品。

芦笋扒冬瓜

原料：

冬瓜肉140克，芦笋100克，高汤180毫升

调料：

盐、鸡粉各2克，水淀粉、食用油各适量

做法

1 洗净去皮的冬瓜切成条形；芦笋切长段，备用。

2 用油起锅，放入芦笋炒匀，倒入冬瓜，炒匀后加入高汤，炒匀。

3 加盐、鸡粉，炒匀调味，烧开后用小火焖煮约10分钟，拣出芦笋，摆入盘中。

4 锅中淋少许水淀粉，翻炒匀，关火后盛出冬瓜，摆好盘即可。

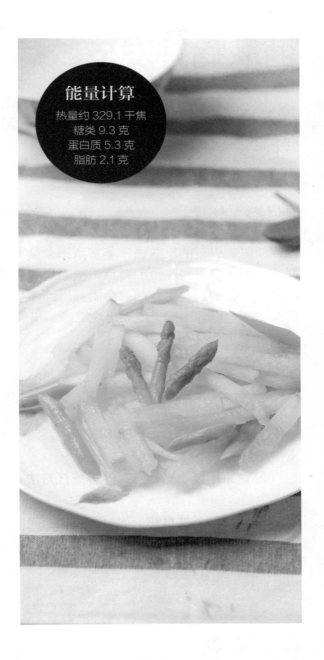

能量计算

热量约 329.1 千焦
糖类 9.3 克
蛋白质 5.3 克
脂肪 2.1 克

营养功效

芦笋可增强胰岛素的效能，促进机体对葡萄糖的利用，改善糖耐量，从而调节血液中的脂肪和糖分的浓度，对糖尿病患者有益。

糖尿病并发皮肤病

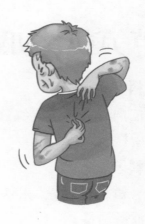

糖尿病并发皮肤病中以皮肤瘙痒较为常见，多因体内过高的糖分排泄刺激皮肤而引起。而且皮肤长期处于脱水状态，易导致过度干燥而发生瘙痒。

症状解析

糖尿病引起的皮肤瘙痒非常顽固，反复发作，初始为发生于局部的阵发性皮肤瘙痒，具有昼轻夜重的特点，很多患者会抓至皮肤破损流血。有的患者瘙痒遍及全身，有的则发生肛门、会阴部局部瘙痒。由于糖尿病皮肤瘙痒会反复发作，因此皮肤会出现搔痕，继而出现湿疹、皮炎、色素沉积等症状。

饮食疗法

· 饮食原则 ·

① **坚持清淡饮食。**宜多吃新鲜的蔬菜、水果等，避免过度刺激皮肤，以防加重瘙痒。

② **宜采用炖、煮、拌、蒸等烹饪方法。**少用或不用炸、煎、烤、熏等，以免助火生热，加重病情。

③ **忌吃刺激性食物。**如辛辣食物、腌制食品等。

④ **忌吃易引起皮肤过敏的食物。**鱼、虾、蟹、蚌、羊肉及狗肉等发物容易使人体皮肤血管周围的活性物质立即释放出来，刺激皮肤产生剧痒感，糖尿病并发皮肤病患者应忌食。

· 宜忌食物 ·

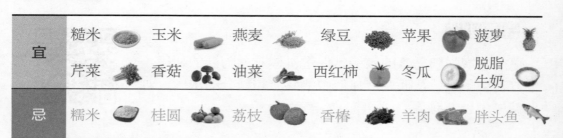

宜	糙米	玉米	燕麦	绿豆	苹果	菠萝
	芹菜	香菇	油菜	西红柿	冬瓜	脱脂牛奶
忌	糯米	桂圆	荔枝	香椿	羊肉	胖头鱼

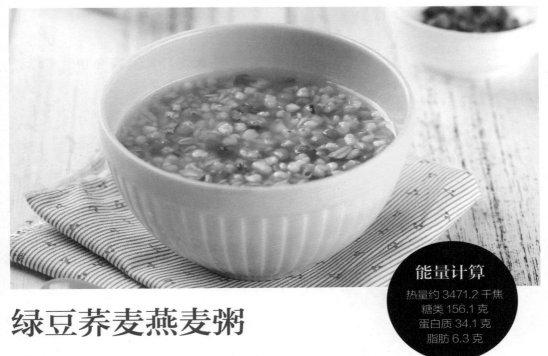

能量计算
热量约 3471.2 千焦
糖类 156.1 克
蛋白质 34.1 克
脂肪 6.3 克

绿豆荞麦燕麦粥

原料：　水发绿豆 80 克，水发荞麦 100 克，燕麦片 50 克

做法

1　砂锅中注入适量清水烧热，倒入洗好的荞麦、绿豆，拌匀。
2　加盖，烧开后改用小火煮约 30 分钟。
3　搅拌几下，放入备好的燕麦片，拌匀。
4　用小火续煮约 5 分钟，至全部食材熟透。
5　将锅中食材搅拌均匀。
6　关火，盛出煮好的粥即可。

营养功效

燕麦中的抗氧化剂可通过抑制黏性分子来降低血液中的胆固醇，搭配绿豆、荞麦一起熬粥，食疗效果更好。

柠檬薏米水

原料：

水发薏米100克，柠檬片3片

做法

1 砂锅中注水烧开，倒入洗净的薏米，搅拌匀。

2 盖上盖，烧开后用小火煮约45分钟，至米粒变软。

3 揭盖，搅拌几下，关火后盛出煮好的薏米水。

4 装在茶杯中，再放入备好的柠檬片，浸泡一会儿即成。

能量计算

热量约1604.3千焦
糖类73克
蛋白质13.1克
脂肪3.7克

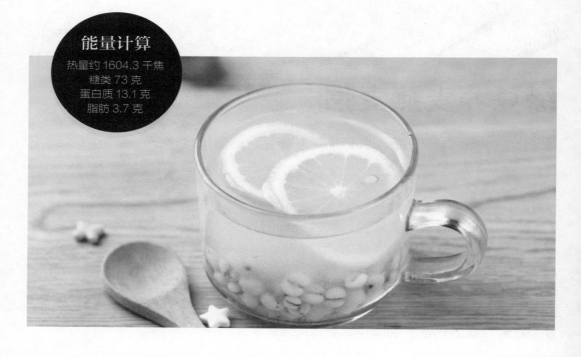

营养功效

薏米富含维生素、氨基酸等多种营养元素，降糖作用明显，还能延缓餐后血糖上升。搭配柠檬煮水，能预防糖尿病并发皮肤病。

板栗煨白菜

原料：

白菜400克，板栗肉80克，高汤180毫升

调料：

盐2克，鸡粉少许

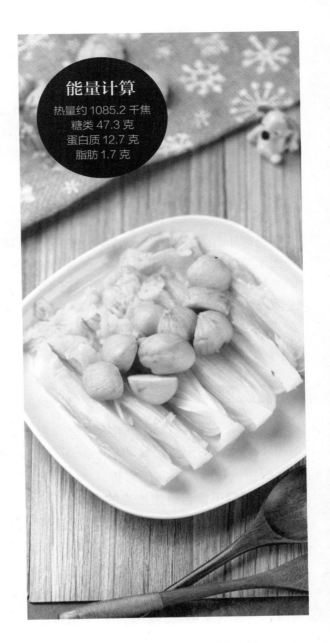

能量计算

热量约 1085.2 千焦
糖类 47.3 克
蛋白质 12.7 克
脂肪 1.7 克

做法

1. 将洗净的白菜切开，改切瓣，备用。
2. 锅中注入适量清水烧热，倒入备好的高汤。
3. 放入洗净的板栗肉，拌匀，用大火略煮。
4. 待汤汁沸腾，放入白菜，加入盐、鸡粉，拌匀调味。
5. 盖上盖，用大火烧开后转小火焖至食材熟透。
6. 揭盖，撇去浮沫，关火后盛出煮好的菜肴，装入盘中即可。

营养功效

板栗含有较多的可溶性纤维素，能延缓胃排空时间，减缓餐后血糖升高，使血糖维持在较稳定的水平。

糖尿病并发便秘

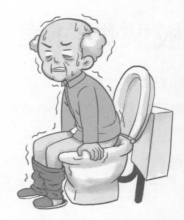

半数以上的糖尿病患者会出现胃液分泌减少的情况，导致食物排入十二指肠困难，减慢肠蠕动产生便秘。糖尿病并发便秘一般为间歇性便秘。

症状解析

患糖尿并发便秘的临床表现为便意少，便次少；排便艰难、费力；排便不畅、大便干结、硬便，排便不净感；便秘伴有腹痛或腹部不适。部分患者还伴有抑郁、焦虑等精神心理障碍。如果排便时过于用力，还会引起眼压、血压、腹压升高，进而导致眼疾。

饮食疗法

· 饮食原则 ·

① **规范控制饮食量。**糖尿病患者为了控制血糖，一般会减少饮食摄入，肠道得不到适当的充盈，蠕动功能减弱，就会引起便秘。因此，每天在控制好血糖的前提下应进食足够量的食物。

② **适量进食含纤维素高的食物。**例如燕麦、糙米、薏米等谷物以及绿叶蔬菜。

③ **食用适量产气类食物。**中医认为，气机运行不畅，阻滞不通时，人就容易便秘，故适量食用蔬菜，如萝卜、黄豆等产气类食物，可帮助排便。

④ **合理摄入油脂。**一定的油脂可以促进体内脂溶性维生素的吸收，起到润肠通便的效果，可缓解便秘。糖尿病患者在摄取油脂时，应尽量用植物油代替动物油，在控制总热量的前提下科学摄取。

· 宜忌食物 ·

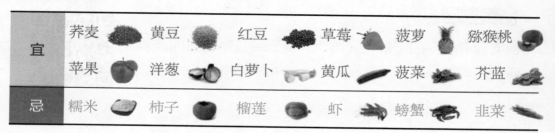

宜	荞麦	黄豆	红豆	草莓	菠萝	猕猴桃
	苹果	洋葱	白萝卜	黄瓜	菠菜	芥蓝
忌	糯米	柿子	榴莲	虾	螃蟹	韭菜

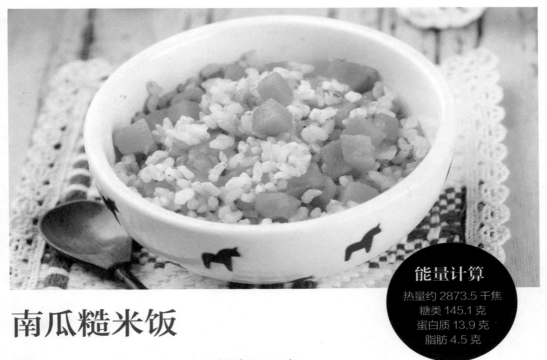

能量计算

热量约 2873.5 千焦
糖类 145.1 克
蛋白质 13.9 克
脂肪 4.5 克

南瓜糙米饭

原料： 南瓜丁 140 克，水发糙米 180 克

调料： 盐少许

做法

1. 取一蒸碗，放入洗净的糙米，倒入备好的南瓜丁，搅散。
2. 注入适量清水，加入少许盐，拌匀，待用。
3. 蒸锅上火烧开，放入备好的蒸碗，大火蒸熟。
4. 关火，待蒸汽散开，取出蒸碗，稍微冷却后即可食用。

营养功效

糙米含有维生素、纤维素以及钾、镁等微量元素，搭配南瓜蒸饭，口感软糯，还能预防糖尿病并发便秘。

蒸豆腐苹果

原料：

苹果80克，牛肉70克，豆腐75克

做法

1. 豆腐切小块，苹果切丁，牛肉切成粒。
2. 炒锅烧热，倒入牛肉，翻炒转色，倒入豆腐、苹果，搅拌均匀。
3. 注入清水，稍稍搅拌，大火煮至沸腾收汁。
4. 掀开盖，将煮好的食材盛入碗中，待用。
5. 电蒸锅注水烧开，放入食材，盖上盖，调转旋钮定时10分钟。
6. 掀开盖，将食材取出，即可食用。

能量计算

热量约 770.5 千焦
糖类 14.8 克
蛋白质 20.4 克
脂肪 4.5 克

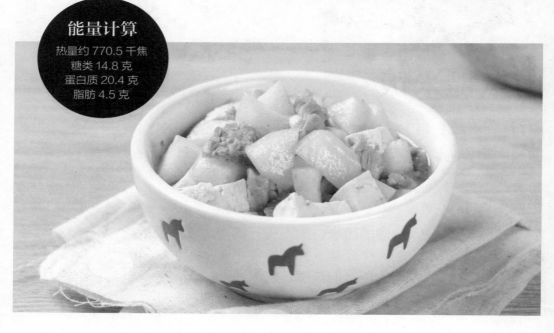

营养功效

苹果中含有丰富的微量元素铬，能帮助维持身体中正常的葡萄糖含量，是重要的血糖调节剂。

酸奶玉米茸

原料：

玉米粒90克，酸奶50毫升

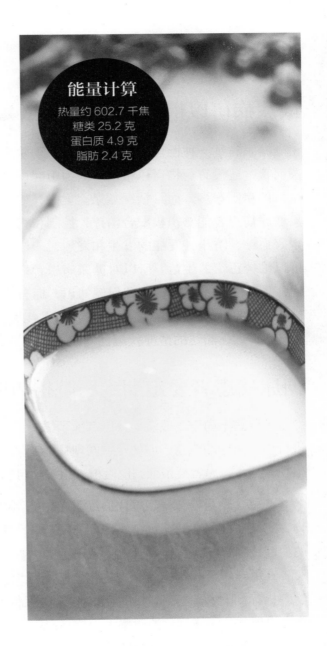

能量计算

热量约 602.7 千焦
糖类 25.2 克
蛋白质 4.9 克
脂肪 2.4 克

做法

1. 沸水锅中倒入洗净的玉米粒，焯至断生。
2. 捞出焯好的玉米粒，沥干水分，装盘待用。
3. 取出榨汁机，倒入焯好的玉米粒，加入酸奶。
4. 盖上盖子，按下"榨汁"键，榨取酸奶玉米茸。
5. 断电，将榨好的酸奶玉米茸装入杯中即可。

营养功效

玉米中富含的铬、镁、谷胱甘肽对糖类的代谢起着重要作用，可增加胰岛素的效能，起到降糖的作用。

附录：专家答疑

糖尿病可以根治吗?

糖尿病是一种慢性的终身性疾病，现阶段而言，还没有药物可以根治。因为引起糖尿病的病因很多，而且情况复杂。但是，如果糖尿病患者能够积极配合治疗，控制和稳定好血糖，防止并发症的发生和发展，一样可以维持正常的生活。所以对糖尿病患者来说，重要的是不断丰富自我保健知识，拥有健康的生活理念，树立战胜疾病的信心，以乐观、开朗、豁达的精神状态面对疾病。

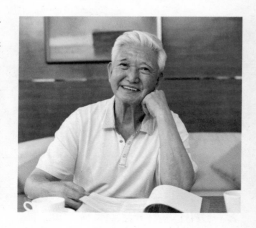

糖尿病患者要定期到医院检查哪些项目?

糖尿病不同于一般疾病，患者除了需要经常性地检测血糖外，还应定期到医院进行相关指标的检查，以便及时发现病情变化，调整治疗方案，延缓各类并发症的出现。通常，患者要定期到医院检查以下项目：

△每3个月检查一次糖化血红蛋白：糖化血红蛋白是血红蛋白与糖类的结合产物，它与血糖的高低有着密不可分的关系。糖化血红蛋白反映了抽血前2～3个月的血糖控制好坏，弥补了血糖指标只能反映瞬时血糖的不足。

△每半年至一年检查一次生化全套指标：包括肝肾功能、血脂、尿酸、乳酸脱氢酶等指标。肝脏与糖、脂肪和蛋白质代谢关系密切，另外脂质代谢异常还可使糖尿病患者出现动脉粥样硬化的概率大大增加，因此要定期检测这些指标。

△每年进行一次尿微量白蛋白、眼底、心脑血管及肢体动脉的相关检查：糖尿病可引起肾病、视网膜病变、冠心病、脑血管病等多种严重并发症，所以每年至少要做一次相关检查，以及早发现并治疗各种并发症。

糖尿病会遗传吗?

糖尿病虽然与遗传因素有关，但其发病机制复杂，并非完全由遗传因素决定，与环境因素也有很大关系。与传统意义上的遗传病不同，患糖尿病的父母遗传给下一代的不是疾病本身，而是遗传可以发生糖尿病的体质，即糖尿病的易感性。也就是说，父母有糖尿病，子女并非一定发生糖尿病，只是在后天环境的影响下，如运动过少、营养过剩等，有糖尿病易感基因的子女，比普通人更容易发展为糖尿病。但如果始终保持健

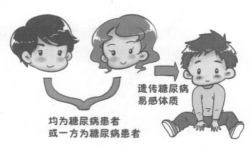

均为糖尿病患者或一方为糖尿病患者

遗传糖尿病易感体质

康的生活方式，控制饮食、避免肥胖、多运动等，也不会发生糖尿病。这就是有糖尿病家族遗传史的高危人群，不一定就是糖尿病患者的原因。由此可见，积极的预防和保健对于易患糖尿病的人来说是非常有意义的。

糖尿病患者可以怀孕吗？

虽然有糖尿病的父母孕育的子女并非百分百患糖尿病，但糖尿病患者怀孕仍需慎重。如果没有严格的血糖检测和控制，妊娠是会加重糖尿病的。试想原来没有糖尿病的孕妇，在妊娠期都有可能出现妊娠糖尿病，更何况已患有糖尿病的患者。

妊娠不仅会加重糖尿病，使代谢紊乱恶化，还可加剧孕妇及胎儿、新生儿的并发症，孕妇及新生儿死亡率也会远远大于普通孕妇。所以糖尿病患者如果想要怀孕，先要了解清楚怀孕的风险，做好足够的心理准备，下决心严格控制代谢紊乱，坚持控制血糖，使其保持正常或接近正常，然后再考虑妊娠。如果正出现严重并发症，建议患者尽量避孕；此外，在怀孕期间，要经常进行并发症的检查；产后体内对抗胰岛素的激素水平下降，血糖会有所降低，但也不能放松，还要继续监测、治疗，避免并发症发展。

糖尿病患者可以出差或旅游吗？

糖尿病不是患者出差或外出旅行的阻碍，但需要注意以下事项：

△出行前先请医生全面检查一下身体，确定身体状态适合出行。出行前几天注意充分休息，保持旺盛的精力和体力，将身体调整到良好状态。

△出行前要根据外出天数准备两倍的药量，备好血糖测量仪和测尿糖的试纸，外出时随身携带、妥善保管；同时还要随身带一份病历摘要及处方复印件，以防发生意外情况。

△由于在路途上可能无法按时进食，所以应提前备好一些饼干、牛奶等食物，以备延误用餐时食用，防止出现低血糖症状。

△尽可能保持原有的进食规律，如果不能保持，就要根据自身能量的消耗和食物交换原则，合理地改变和选择食物。

△出行尽量有人陪同，一旦出现意外可以及时予以帮助。

所有的糖尿病患者都适合运动吗？

不是所有的糖尿病患者都适合运动，有以下情况的糖尿病患者不适合运动：

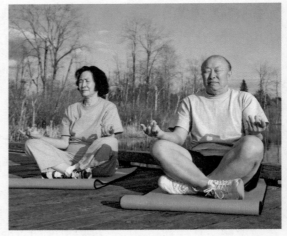

△1型糖尿病患者。1型糖尿病患者由于胰岛功能几乎完全丧失，胰岛素严重缺乏，运动会使血糖升高，脂肪分解增加，在缺乏胰岛素的情况下，不能氧化分解酮体，从而增加酮症酸中毒的危险。因此，1型糖尿病患者血糖未得到合理控制时，一般不宜参加运动。

△病情不稳定、血糖控制不良的患者。血糖控制不良时进行运动，会引起血糖波动，加重糖尿病患者的病情。在血糖没有得到很好控制之前，患者不宜参加运动锻炼。

△已出现以下症状者：合并各种急性感染，合并心功能不全，严重的眼底病变，严重神经病变，糖尿病肾病大量蛋白尿，近期发生心肌梗死、脑梗死或脑出血，糖尿病足病患者。

怎样在家注射胰岛素？

许多糖尿病患者需要自己在家使用胰岛素治疗，因此要掌握注射胰岛素的方法。

· 注射前的准备 ·

确定吃饭时间，保证在注射完后30～45分钟内吃饭；准备好酒精棉球、注射装置和胰岛素；再一次核对胰岛素的剂型；仔细检查胰岛素的外观。

适合注射胰岛素的部位是上臂外侧、腹部、大腿外侧和臀部。注射时要注意注射部位的轮换，因为长期在同一部位注射胰岛素，会导致该部位皮下脂肪增生，产生硬结和脂肪肉瘤。

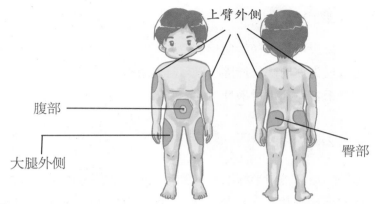

上臂外侧

腹部

大腿外侧

臀部

注射前要先对注射部位的皮肤进行消毒；然后用一只手的拇指和食指轻压注射部位的皮肤，将两指间的皮肤绷紧；另一只手拿注射器，使注射器与皮肤呈45°~90°角，迅速在两指间进针；进针后试着抽吸一下针芯，确定没有回血后，开始注射，一边注射一边逐渐拔出针头；注射完毕后用消毒棉球轻压针刺口。

长期注射胰岛素有什么危害？

·危害一：肥胖·

长期打胰岛素会让人的体重增加，变得肥胖，尤其是腹部肥胖。这种状况在2型糖尿病病人中多见。

·危害二：水肿·

糖尿病未控制前，体内有失水、失钠、细胞外液减少。接受胰岛素治疗后，血糖控制后4~6日内，体内水钠潴留，出现颜面与四肢水肿，一般数日内可自行吸收。

·危害三：低血糖反应·

这是因为注射胰岛素剂量过大，并且没有按时吃饭导致的，肝、肾功能不全的人，非常容易引起低血糖，甚至出现昏迷。

在无酮症酸中毒的情况下，每日胰岛素用量高于 200 单位，持续 48 小时者可以确诊为胰岛素抗药性。

· 危害五：过敏 ·

过敏反应可见于初始使用，或使用 1 个月后，以及停用一段时间后又开始使用者。局部过敏仅为注射部位周围出现斑丘疹瘙痒，全身过敏可引起荨麻疹、过敏性紫癜，极少数严重者可出现过敏性休克。

木糖醇能治疗糖尿病吗？

木糖醇是植物中半纤维素的多聚戊糖经水解后的木糖，再加氢还原而成的物质，呈白色的细颗粒状。它和葡萄糖一样，由碳、氢、氧三种物质组成，在人体内氧化后可释放出热能，其产热效能与葡萄糖相近。它具有甜味，能增加食物的甜度，糖尿病患者因不能使用精制的糖类，故一般用木糖醇来作为调味品。

但木糖醇并不能代替蔗糖，也不能治疗糖尿病，且木糖醇食用过多，还会引起冠状动脉粥样硬化症和尿路结石等。因为木糖醇在代谢初期，可能不需要胰岛素参与，但在代谢后期，则需要胰岛素的促进。所以木糖醇并不能避免发生糖代谢紊乱，也不能降低血糖和尿糖，对糖尿病患者的症状更无改善作用，因此，糖尿病患者不要过多地食用木糖醇。

糖尿病患者应如何选择保健品？

糖尿病患者应选择国家批准的有调节血糖作用的正规保健品。一般来说，糖尿病保健食品可以分为以下三类：膳食纤维类，如南瓜茶、膳食纤维丰富的饼干等；无糖食品，如无糖的饼干、酥糖、饮料等，注意无糖食品只是不含蔗糖，如果吃得过多也会影响血糖；含微量元素类，如海藻。这些保健品只有辅助治疗的作用，如果某些保健品宣传其能"根治""治愈"或"完全替代药物和胰岛素"，消费者不要轻信。

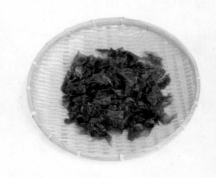